U0378518

钻石突变，十年磨一剑

ALK或ROS1
阳性晚期肺癌患者
10年生存录

主编 杨衿记

副主编 陈华军 张永昌 周建英

清华大学出版社

北 京

图书在版编目（CIP）数据

钻石突变，十年磨一剑：ALK 或 ROS1 阳性晚期肺癌患者 10 年生存录 / 杨衿记主编 . — 北京：清华大学出版社，2022.8

    ISBN 978-7-302-61556-9

Ⅰ . ①钻… Ⅱ . ①杨… Ⅲ . ①肺癌—诊疗—文集 Ⅳ . ① R734.2-53

中国版本图书馆 CIP 数据核字（2022）第 143778 号

责任编辑：孙　宇
封面设计：傅瑞学
责任校对：李建庄
责任印制：杨　艳

出版发行：清华大学出版社
      网　　　址：http：//www.tup.com.cn，http：//www.wqbook.com
      地　　　址：北京清华大学学研大厦 A 座　　邮　　编：100084
      社 总 机：010-83470000　　邮　　购：010-62786544
      投稿与读者服务：010-62776969，c-service@tup.tsinghua.edu.cn
      质量反馈：010-62772015，zhiliang@tup.tsinghua.edu.cn
印 刷 者：小森印刷（北京）有限公司
经　　销：全国新华书店
开　　本：185mm×260mm　　　印　　张：14.5　　　字　　数：236 千字
版　　次：2022 年 9 月第 1 版　　　　　　　　印　　次：2022 年 9 月第 1 次印刷
定　　价：168.00 元

产品编号：098438-01

个人简介

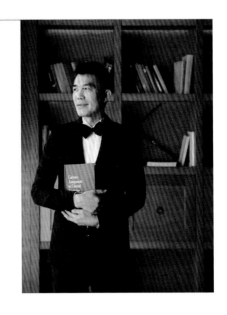

杨衿记 主任医师、博士生导师、博士后合作导师

中共广东省人民医院纪委委员、肿瘤学教研室主任、肿瘤中心肺内一科主任。广东省医师协会肿瘤内科医师分会主任委员；中国临床肿瘤学会（CSCO）理事。

研究方向：肺癌精准治疗与转化医学。主持2项国家自然科学基金面上项目、1项国家科技部慢病重大项目子课题和2项省自然基金面上项目。参与获得国家科技进步奖二等奖1次，中华医学科技奖一等奖1次，省科学技术一等奖3次、二等奖2次。

2015年度首届"羊城好医生"；2018年度"广东好医生"；2019年度"国之名医·优秀风范"。

主编《怒放的生命：100个活过5年晚期肺癌患者抗癌记》。

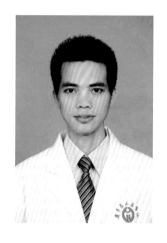

陈华军　副主任医师、临床肿瘤学博士

广东省人民医院、广东省肺癌研究所肺内一科副主任

广东省医师协会肿瘤内科医师分会常委 / 秘书

中国初级卫生保健基金会肺部肿瘤慢性病专业委员
会副主任委员

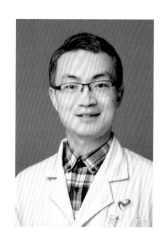

张永昌　医学博士、副主任医师、硕士生导师

肺胃肠内科副主任

国家优青

湖南省科技创新领军人才

第十一届湖南省青年科学家奖

中华医学会青年科技奖

湖南省青年五四奖章

湖南省委组织部"湖湘青年英才"

湖南省人才托举工程"年轻优秀科技人才"

湖南省"225"人才工程优秀科技人才

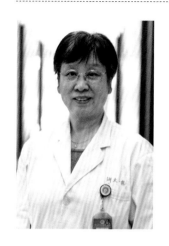

周建英　二级教授、主任医师、博士生导师

浙江大学附属一院呼吸与危重症医学科名誉主任

中华医学会呼吸病分会全国常委

中国医师协会呼吸医师分会常委

中华医学会呼吸病分会胸膜学组（筹）副组长

中国医促会胸部肿瘤分会副主委

浙江省医师协会呼吸医师分会会长

浙江省医学会呼吸病分会前任主任委员

编委会

主　编　杨衿记

副主编　陈华军　张永昌　周建英

编　委　（按照医院贡献度排名）

杨衿记　广东省人民医院肺内科主任医师

陈华军　广东省人民医院肺内科副主任医师

崔景华　广东省人民医院呼吸科副主任医师

谭荃荃　广东省人民医院肺内科硕士研究生

张婵媛　广东省人民医院肺内科博士研究生

苏俊威　广东省人民医院肺内科硕士研究生

管旭辉　广东省人民医院肺内科硕士研究生

黄　婕　广东省人民医院肺内科主治医师

康　劲　广东省人民医院肺内科医师

王　震　广东省人民医院肺内科主任医师

郭纪全　广东省人民医院呼吸科主任医师

李安娜　广东省人民医院肺内科主治医师

甘　彬　广东省人民医院肺内科主管护士

陈晓玲　广东省人民医院肺内科护师

罗素芬　广东省人民医院肺内科护师

杨　农　湖南省肿瘤医院肺胃肠内科主任医师

张永昌　湖南省肿瘤医院肺胃肠内科副主任医师

宋连喜　湖南省益阳市中心医院肿瘤内科医师

周建英　浙江大学医学院附属第一医院呼吸与危重症医学科主任医师

周建娅　浙江大学医学院附属第一医院呼吸与危重症医学科主任医师

郑　静　浙江大学医学院附属第一医院呼吸与危重症医学科主治医师

李　斌　中南大学湘雅医院肿瘤内科副主任医师

刘　喆　北京胸科医院肿瘤内科主任医师

史　亮　北京胸科医院肿瘤内科副主任医师

汤传昊　北京大学国际医院肿瘤内科主任医师

张玲玲　北京大学国际医院肿瘤内科副主任医师

娄广媛　中国科学院大学附属肿瘤医院胸部内科主任医师

赵艳秋　河南省肿瘤医院呼吸内科主任医师

陈利娟　河南省肿瘤医院呼吸内科副主任医师

刘先领　中南大学湘雅二医院肿瘤中心主任医师

蒋　顺　中南大学湘雅二医院肿瘤中心主治医师

序一

广东省肺癌研究所杨衿记教授编著的《钻石突变，十年磨一剑：ALK 或 ROS1 阳性晚期肺癌患者 10 年生存录》一书是由十三名晚期肺癌患者及其医生共同叙述了十余年抗癌的亲身经历及感受。他们从初诊的"晴天霹雳"、初期治疗失败的消沉中鼓起勇气和希望，到对医生信任、配合和依从，走过了一条从黑暗进入光明的艰难道路。一个个鲜活感人的故事，读着令人鼓舞，更令人动容。无疑这是医学的人文之光和科技之光交相辉映的成果。

"钻石突变"是指那些肺癌患者检测出靶位基因突变，进而得益于靶向治疗可以获得更好的疗效和更长的生存期。无疑这是医学的科技之光，但医生如何精准施治，患者如何战胜恐惧，克服治疗中的各种困难，配合医生的治疗则是医学人文之光照亮的疆域。书中撷取十余年来让笔者印象深刻的典型病例，记录的是医生追求的职业本分和患者对生命的本能热爱，映射的是医者的生命之思和患者的医学之悟。从不思到寻思、从浅思到深思、从顺思到反思、到泛思和精思，从技术之思到哲学之思，医患之间从面对被科学定义的疾病到面对鲜活的人，从不确定性的挑战到技术超越的愉悦，医患在对抗共同"敌人"的战壕中成为了密不可分的"战友"。

书中有许多句子常常打动我："癌症是一场劫难，我们都在书写自己的奇迹""无论何时，做自己命运的掌舵人""多线治疗，我与生命共同起舞""生命之歌，我还要继续吟唱""如果有人形容上帝在为你关上一扇门的时候，也会为你打开一扇窗，我想说医生可以为你打开一面窗，还是落地窗，面朝大海，春暖花开"，这种感动是来自内心深处的。

书中的病例来自多个医疗机构，既从循证思维出发，多角度展示肿瘤治疗过程和扩展肿瘤治疗的维度和边界。又从叙事思维出发，跨越了学术艰深晦涩的壁垒，将患者的讲述、医生的治疗评价以及参与其中人的感受一一陈列，医者与患者的立场、观点、感知在这里交汇融互，医疗不再是冰冷冷的计量单位、不再是五颜六色的药丸。人在这里被突出、被关照，被赋予了情感和社会化属性，每位患者亲历的磨难、走出沼泽的坎坷及其中的沥血体验，无论对于患者、医生还是普通大众，都是一笔珍贵的财富。

书中的"记者手记"以色框呈现，发挥了类似电影画外音的效果，以"旁白"的形式在医生和患者间架起了桥梁，勾勒路线，营造氛围，强化了治疗和生活的场景感。

今天，医学正在从"以治疗疾病为中心"向"以人民健康为中心"转变，就要求我们始终把人文精神作为社会责任，把理解尊重化为医者品质。在杨衿记教授带领下，此书中的每一个故事就是把"人民至上、生命至上"的理念凝练为医患之间，医生之间的每一个点滴的和衷共济，共渡难关。我们也许不能通过一本书来总结出完美的抗癌范本，不能得出"因为这样做，就能得出那样结果"的简单归因，但从书中记录的一个个案例中，我们能够窥见患者对医生的信任，对现代医疗的信任，也能看到医生对患者的仁爱，尽力极力地"量体裁衣"，个性化治疗的方案举措，同时也展现了我国广大医者从注重提高诊疗技术到既注重技术又注重人文关怀等多维度守护人民健康的坚定初心和具体行动。

书中的病例资料和书后面的学术论文摘要，可能会增加普通读者的阅读难度，但对于有需要或有切身体会的读者，下点功夫去读会有利于其对病理机制和过程的理解，当然，也会有利于医学同行参阅。

这是一本好书，无论是癌症患者及其亲属动能从中获取信心、温暖和力量，有关医生也将从中获得借鉴、鼓励和自信。

当前，癌症仍然是人民健康的最大威胁之一，但谈癌症色变的时代已经结束，进入了带癌症生存的时代。我相信随着科学技术的不断进步和医学人文价值的回归和升华，战胜癌症的曙光已呈现，2050健康中国计划的癌症患者长期生存的目标将不再遥远。

是为序。

广东省医学会会长
中山大学教授、医学博士

序二

读完杨衿记教授主编的《钻石突变 十年磨一剑：ALK 或 ROS1 阳性晚期肺癌患者 10 年生存录》一书，我的内心久久不能平静，书中是 13 位患者无私讲述医患同心与癌症顽强斗争的故事，是 13 首用生命谱就的绚烂诗篇。这 13 个与癌症抗争 10 年以上的患者，让我们看到了"绝症"背后人类顽强的生命力，坚定了用科技进步拯救更多癌症患者的信心，也让我们更深刻地认识到肿瘤领域医务工作者、科研工作者身上肩负的千钧重任。

攻克癌症是一项世界性的难题，这个难题之下是全球每年约 2000 万的新发病例和约 1000 万的死亡病例。随着患癌率越来越高，人们对各类癌症早已不陌生。不管从家庭还是国家来看，癌症伴随而来的都是巨大的经济负担、心理负担和社会负担，且随着时间的推移，癌症所带来的负担越来越大。2019 年《柳叶刀》杂志一项调查研究显示，癌症已经取代心血管疾病，成为发达国家民众的第一大死因。照此趋势，癌症将在未来几十年内成为全球范围内的"第一大健康杀手"。

面对癌症，我们所知甚少，但我们能做的还有很多。世界卫生组织提出：三分之一的癌症完全可以预防；三分之一的癌症可以通过早期发现得到根治；三分之一的癌症可以运用现有的医疗措施延长生命、减轻痛苦、改善生活质量。国际先进经验也表明，采取积极预防（如健康教育、控烟限酒、早期筛查等）、规范治疗等措施，对于降低癌症的发病和死亡具有显著效果。

我国从二十世纪七十年代就开始认识到癌症防治的重要性，在实施癌症综合防治策略较早的一些地区，癌症发病率和死亡率已呈现下降趋势。我国出台的一系列国家健康计划都"剑指"癌症防治；国家药审中心、医保中心都非常重视抗癌药物的审评审批以及医保报销问题；近年，肿瘤基础科研突飞猛进，人们对肿瘤发病机制认识更加深刻，治疗靶点越来越多。同时，更多新的抗肿瘤药物从Ⅲ期临床研究中脱颖而出，不断刷新肿瘤患者生存期。我们已经迎来癌症防诊治最好的时期。

在本书中，我们能看到这个大时代投射在这些癌症患者身上的缩影。患癌是不幸的，以往，在人们的认识里，癌症是"不治之症"，和短生存期"同日而语"。但如今随着CAR-T细胞治疗、靶向治疗、免疫治疗、热消融技术、肿瘤电场技术、放射治疗的靶区勾画技术等创新治疗方式和手段的临床应用，让越来越多的肿瘤患者"突破"10年，甚至20年生存期，真正实现了将人人谈之色变的癌症变成慢性病。

书中患者的宝贵经验以及他们的动人故事，正是千千万万与癌症斗争着的人类缩影，对于更多的肿瘤患者和临床科研工作者都是"无价之宝"，会给后来者以无穷动力。癌症患者非常普通的愿望"活下去"，也在激励更多的医务和科研工作者投身癌症研究的洪流之中，用一个个产品和一项项科研成果为不幸罹患癌症的患者带去治愈的希望！

湖南省肿瘤医院党委书记

前　言

得益于肺癌驱动基因理论和精准治疗的突飞猛进，越来越多的驱动基因阳性（如 *EGFR* 基因突变、*ALK* 或 *ROS1* 基因融合）晚期肺癌患者带瘤生存超过 5 年，真正实现了将晚期肺癌变成"慢性病"的梦想。然而相比于心脑血管疾病或糖尿病等传统的慢性病，大家觉得晚期肺癌 5 年生存期可能还不够"长"，那么 10 年呢？

自第一代 *EGFR* 抑制剂（吉非替尼）上市距今已过 17 周年，小部分 *EGFR* 基因突变晚期肺癌患者的确活过了 10 年。第一代 *ALK* 或 *ROS1* 抑制剂（克唑替尼）上市才 9 周年。那么，被誉为"钻石突变"的 *ALK* 或 *ROS1* 基因融合，这部分患者又有着怎样精彩的传奇故事呢？

ALK 或 *ROS1* 融合基因阳性晚期肺癌患者如何挑战人生逆境而活过 10 年以上？肺癌规范诊治中传统治疗（化疗与多学科综合治疗）与现代精准治疗如何天衣无缝地配合并相得益彰？临床医师开展了哪些有关 *ALK* 或 *ROS1* 融合基因阳性肺癌方向的转化研究？我想这本《钻石突变，十年磨一剑：*ALK* 或 *ROS1* 阳性晚期肺癌患者 10 年生存录》可以为你娓娓道来。

唐代诗人贾岛在《剑客》中写道："十年磨一剑，霜刃未曾试"。书中收录的 13 位晚期肺癌患者用至少十年的抗癌经历，也磨练出了一把好剑。

沈阳的王大姐，面对肿瘤复发，她从沈阳到广州，7 年跨越 36 万公里。作为新药临床试验的最大获益者，至今还能照顾好 90 多岁的老父亲。她说："我要感谢这场疾病，它照亮了我的人生路。"

长沙的杨大姐，面对复发，在丈夫多年的陪伴下，CT 影像片子足足有 100 多斤。丈夫成了守护她生命的"盔甲"。

贵州的陆女士，经过八线治疗，几乎尝试了所有的方案。面对无药可用，她依然能笑对人生，并懂得了女人一生中最重要的事情就是学会成长。

残酷的肺癌，作为一个普通而又充满求生欲望的凡人，该如何越过？

我觉得有一个词很好：相信。

真正的相信不仅是相信医生、相信家人的不抛弃、不放弃，而是对自己的笃定。

当我们面对肿瘤、面对复发、面对无药可用的时候，都需要相信自己。

癌症让人绝望，但相信的力量让他们充满希望。

你可以炽热地去追求生命的长度，但也要相信生命的宽度更有意义；你可以去控诉上天的不公，但不妨相信这是生命里的另一种"馈赠"；你可以果断地拒绝与放下，但不妨温柔地与美好的世界说声再见。

希望这本书，既能让你品味晚期患者抗癌史中展现的个人魅力，也能给临床工作的医生一点点对晚期肺癌"慢病管理"的感悟和体会，同时还是一次对自己人生、工作、成长的共同启示。

最后，特别感谢《医师报》的记者们参与本书的采访工作，以及辉瑞投资有限公司对于本书的公益支持。

2022 年 9 月金秋于羊城

学术论文

抗癌故事

抗癌成功的关键
是我全身心信赖医生

📋【病例档案】女　1964年　抗癌13年余

🏥【治疗单位】广东省人民医院、广东省肺癌研究所

🔍【关 键 词】晚期肺腺癌；多线治疗；多发转移；靶向治疗；ROS1 融合

　　像很多病友一样，能支撑我走到今天的力量有很多，但最让我感动和感谢的还是广东省人民医院的医生护士们，是他们用心、用情全力救治我，尤其是在我三次肿瘤复发的过程中给予我莫大的帮助和鼓励，再加上医院积极宣传，让医保利好政策家喻户晓。自 2008 年确诊后，生存至今……

确诊那天，我第一个想到的是孩子怎么办？

　　确诊那一年我 44 岁，在我的记忆里，似乎在 44 岁之前都没有生过什么病。我不抽烟、不喝酒，虽然瘦，但力气很大，100 斤的东西能一下子扛起来。无论是打工还是种地，都不在话下。也正因为这样，我从未想过自己会与癌症"杠上"。

　　2008 年，我时不时地开始干咳，但除了咳嗽之外并没有其他症状，因为要忙着工作赚钱，加上身体一直很好，我就没有放在心上。就这样断断续续咳嗽了一年，年末的时候也没见好转，家里人坚持让我去县医院检查。那天一检查完，医生就要求我立刻住院，在县医院住了十几天，始终没有办法确诊，医生便建议我到上级医院，也就是广东省人民医院。

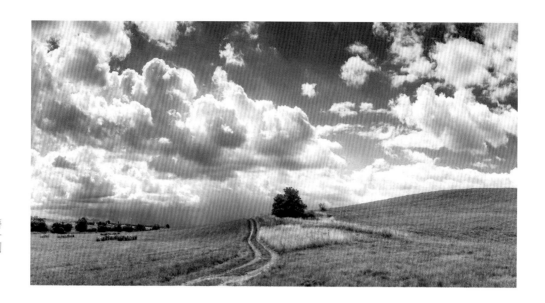

2008 年 12 月 24 日，这一天我记得很清楚，我到广东省人民医院就诊，第一项检查就是胸部CT。去取结果时我好奇地打开看了一下，当时就有一种不祥的预感，因为我看到片子里有一些"不规则的东西"。两天后病理结果出来了，证实了我的预感，我被确诊为肺癌。得知结果的那一刻，我的大脑一片空白。

当时我第一个想到的是我的两个孩子怎么办？我的大儿子刚上大一，二儿子马上就要升高中了。得病前家里虽不富裕，但我和爱人都是靠自己双手努力生活的勤快人，一家人无病无灾，日子也算幸福美满。一想到生病后，我失去了挣钱能力，同时家里还要负担高额的治疗费，我第一次体会到了被五雷轰顶后的绝望与无助。

病情看似没有症状，但已经属于肺癌晚期，没有手术的机会，只能先化疗。广东省人民医院的医生察觉到了我的无助和绝望，在如实告知我病情的情况下，鼓励我说虽然肺癌治愈率低，但不是没有希望，可以先接受一个疗程的化疗，也许会有转机。

现在回想起来，我之所以能走到今天，是因为当初做了两个正确的决定：一是到广东省人民医院治疗；二是信任医生，接受了医生的治疗建议。

曙光之前，是医务人员帮我走过至暗时刻

2008 年确诊后，我开始接受化疗，一步一步按照医生定制的治疗方案进行。我对医生以及医生的方案非常信任，没有一丝的瞻前顾后。我告诉自己，医生是

专业的，他们在做正确的事情，我要做的就是坚持、坚持、再坚持，努力挺过这段时间。在熬过了一个个无眠的夜晚后，我的治疗也迎来了曙光，我的肿瘤在慢慢缩小，一线治疗后，我顺利出院，并一直定期复查。

2010年，在我确诊两年后，一次复查发现我的肿瘤再次增大。噩耗传来，肿瘤复发了，化学治疗失败，只能换治疗方案。

这几年，为了给我治病，全家人省吃俭用，即便如此，家里的积蓄也已所剩无几，我和爱人把能借的钱都借遍了。化疗住院的时候，为了省钱，我不得不把隔夜饭反复热了再吃。对于我这样晚期癌症患者来说，新的治疗方案是否有效还是未知数，此时我已经没有任何费用能够支撑后续治疗了。如果说2008年确诊时我感到了五雷轰顶，那么此时我陷入了真正的绝望。这一次，又是医生们把我从绝望中拉了出来，在评估了我的病情特别符合临床试验入组条件后，医生问我是否愿意加入免费的药物临床研究。对于我来讲，无法理解那么复杂的医学知识，但我觉得医生就是我的主心骨，我完全相信他们，临床试验不是把患者当"小白鼠"，而是将经过严格验证的药物用在最适合的患者身上，可以获得这次宝贵的治疗机会，我很幸运。

得了癌症后，我变得非常自卑，但每次去复查，广东省人民医院的王震教授都会摘下口罩，亲切地与我交谈。因为得的是肺部疾病，村里人可能认为这个病会传染，都有意无意地疏远了我，是医生护士们特意告诉我这个病不传染，可以和家人一起吃饭，还嘱咐我多吃一点，营养好一点，才能康复得更快。这些日常中的点点滴滴，我都铭记于心，是他们给了我面对疾病的勇气和活下去的信心，也让我能信任他们，放心把命交到他们手里。

尽管每次医生护士们和我交代病情的时候都事无巨细，但我对医学知识的了解并没有那么深入。我唯一坚信的就是医生护士们是真心实意地希望我活下去，于是带着信任，全身心地接受医生的方案和治疗。签署了知情同意书后，我开始了第一次复发后的治疗。

在我生命最黑暗的时刻，我忘不了杨衿记主任、王震教授、罗素芬护士以及许许多多帮助我的医务人员，把我慢慢从黑暗带进了曙光。

生命之歌，我还要继续吟唱

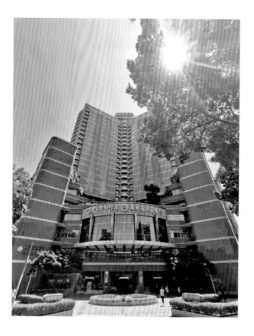

之后的四年，我的病情一直处于反反复复的状态，病灶已经转移到大脑。每一次我想放弃的时候，都是医生们的耐心指导让我重新燃起生的希望，他们帮助我进入各种药物试验组，寻找让我活下去的机会。

2014年，在换过三次治疗方案都效果不理想后，我的治疗迎来了转机。广东省人民医院有一项新的临床研究，这款药物可以直接针对肿瘤的核心进行精准打击。经过检查，我符合治疗标准。2014年3月15日，我开始入组服药，不久后，检测发现我的肿瘤缩小了，之后也没有复发，我的病情终于稳定了！

从2008年确诊到如今，将近14年的时间过去了，我在抗癌的过程中有过三次失败，除了第一次化疗，二、三、四线治疗我都参加了临床研究，不仅得到了免费的治疗，也数次在无药可医的情况下，通过参与临床研究延长了我的生命。

如今，治疗的艰辛、失败后的绝望都渐渐离我远去，留在我记忆中的是每个人给予我的善意。有一次我刚出院，我老公就住院了，我们不得不互相照顾，当时我的身体很虚弱，几乎走不了路，都是广东省人民医院的护士们每天到饭堂打饭，把饭菜送到我们的床旁。凡此种种，都让我永生难忘，无论是住院还是离院期间，我得到了广东省人民医院的各种支持和帮助。

现在我的两个孩子已经长大，大儿子也有了自己的孩子，我每天"含饴弄孙"，像一个普通人一样生活。在我治疗期间，家人给了我无限的支持，我老公的身体也不好，但我们互相依靠，携手走了过来。

很多人说我创造了生命的奇迹，我最想告诉病友们，要相信医生，相信医学，会有更好的药物和治疗方法涌现出来。生命之歌浅吟低唱，能像个正常人一样过普通的日子，就是好日子。

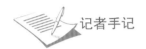

记者手记

芸芸送完 3 岁的孙女上幼儿园，才有时间坐下和我们聊聊。你很难看出眼前这个爱笑的人，曾经历过三次治疗失败。

2008 年确诊后，芸芸接受了化疗，最好的时候肿瘤缩小了 13.5%，但不到两年就复发了。芸芸的家庭条件并不好，因为复发，无论是改方案进一步治疗还是后续资金都让她和她的家庭陷入了困境。

广东省人民医院有临床研究项目，医院的做法是授权给有资质的医生，芸芸的主管医生就是其中一位。医生和护士详细地和芸芸介绍了临床研究与常规治疗的不同；如果不参加临床研究，芸芸还可以选择其他的治疗方案，如果参加临床研究，临床研究将有怎样的治疗安排，治疗时间、随访要求以及相关费用，等等。芸芸的联系护士罗素芬介绍说："我们会严格地按照流程和要求，与每一个入组患者沟通实际情况，尤其是在不能保障治疗的有效性和获益方面，让患者对疾病的治疗有清晰的认知。"

2010 年，在一线化疗失败后，芸芸签署知情同意书第一次入组临床研究，开始二线治疗。然而治疗并没有一帆风顺，两年后芸芸的病又一次复发了。2012 年，芸芸又入组了第二个临床研究，开始三线治疗。在治疗的过程中，她因为副作用不得不退出试验，并出现了多发转移。

真正的转机来自于 2014 年，虽然经历了三次治疗失败，罗素芬回忆那时候的芸芸，"无论是精神面貌还是身体情况都不错。"经过严格的评估，芸芸又一次入组，开始了四线治疗。几次治疗失败并没有打垮她的意志，出于对医院和医务人员的信任，芸芸对治疗从未有过任何犹豫和怀疑，依从性非常高。无论是用药还是随访检查，芸芸都表现出了极大的配合度，也因此迎来了曙光。

很快芸芸的四线治疗就表现出了以往没有过的疗效，肿瘤出现了大幅度缩小。从 2014 年入组到如今，在 8 年的治疗时间里，芸芸没有出现任何复发的征兆。如今芸芸若是不说，你都无法看出来她患有疾病，她每天忙着照顾孙女、做饭、收拾屋子、洗洗涮涮，甚至在身体状况好的时候还能打打工，完全过着正常人的生活。

8 年的时间里芸芸每个月都要到医院进行复查。罗素芬会提前通知她做好准备，为她预约好检查项目，方便她到医院可以直接检查。对于芸芸提到的医院和医务人员给予她的各种帮助，在罗素芬看来，是"医院应该做的常规事情""只要患者遇到困难，我们的医生护士们都会尽量协助解决。"

芸芸最让人感动和佩服的地方，是从确诊治疗到现在一直坚持工作。这个瘦弱的广东女人看似柔弱，但面对数次治疗失败，却从未怨天尤人，从未放弃过生的希望，于绝境中焕发了强韧的生命力。13年来，芸芸每个月复诊，每一次检查，她的先生都陪伴左右，她的两个儿子也无条件地支持母亲治疗。家庭的力量、先生的陪伴、对医务人员的信任、在肿瘤新药的利好政策下积极配合治疗，以及芸芸自身顽强的意志、对药物疗效的信心等因素集合在一起，最终创造了13余年高质量生存期的奇迹。

（文 / 医师报融媒体记者　秦苗）

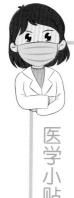

医学小贴士

🎯 **靶向治疗**：是在细胞分子水平上，针对已经明确的致癌位点的治疗方式可设计相应的治疗药物，药物进入体内会特异地选择致癌位点来相结合发生作用，使肿瘤细胞特异性死亡，而不会波及肿瘤周围的正常组织细胞，所以分子靶向治疗又被称为"生物导弹"。

🧬 *ROS1* **融合**：指 *ROS1* 这个基因和另外一个基因"拼凑"到了一起，两个基因变成了一个融合的基因。

💊 **Ⅲ期临床试验**：是指治疗作用确证阶段。其目的是进一步验证药物对目标适应证患者的治疗作用和安全性，评价利益与风险关系，最终为药物注册申请的审查提供充分的依据。

生存 13 年余
多线治疗后终见曙光

病历摘要 患者 2008 年 12 月 29 日确诊为左下肺腺癌〔cT2N1M1a（胸膜）Ⅳ期〕，*EGFR* 基因检测提示 *EGFR* 野生型 RRM1 高表达。一线治疗：吉西他滨 + 卡铂 4 周期治疗，PFS=22.7 月。二线治疗：吉非替尼，PFS=7.5 月。三线治疗：多西他赛 +AT-101，PFS=14.3 月。多线治疗后出现多发脑转移，再次肺穿刺活检病理示腺癌，*CD74-ROS1* 融合，诊断为左下肺腺癌〔cT4N1M1c（胸膜、多发骨、多发脑）Ⅳ期〕。四线治疗：克唑替尼，PFS=96 月，OS=159.9 月（13.3 年）。截至 2022 年 3 月 5 日患者仍在服用克唑替尼。

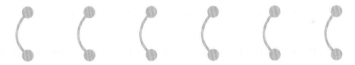

（一）基本情况

姓名：芸芸（化名）　　**性别：**女　　**出生年月：**1964 年 10 月

病理类型：腺癌　　　　**驱动基因：***CD74-ROS1* 融合

初诊诊断（AJCC7[th]）：左下肺腺癌〔cT2N1M1a（胸膜）Ⅳ期〕[1]

个人史：无吸烟史、嗜酒史。

既往史：否认高血压、糖尿病病史，既往体健。

家族史：否认肿瘤相关家族史。

（二）诊疗过程

主诉：干咳 1 年，左侧胸部及腰背部疼痛 10 余天。

2008 年 12 月 24 日，患者因"干咳 1 年，左侧胸部及腰背部疼痛 10 余天"至广东省人民医院就诊，行胸部 CT 平扫 + 增强提示左肺下叶占位病灶，大小约 35.6 mm×40.7 mm，左侧少量胸腔积液，左侧胸膜增厚。2008 年 12 月 25 日，行全身骨扫描未见骨恶性病变代谢征象；2008 年 12 月 26 日，行 CT 引导下经皮肺穿刺。2008 年 12 月 29 日，肺组织病理结果提示肺腺癌。行 *EGFR* 基因检测（ARMS 法），结果提示 *EGFR*（−），诊断（AJCC7th）[1]：左下肺腺癌［cT2N1M1a（胸膜）Ⅳ期］。

一线治疗：

患者诊断晚期肺腺癌，伴有胸膜转移，基因检测尚未检测到驱动基因突变，体力状态评分（PS）为 1 分，治疗方案 2008 年 NCCN 指南推荐首选含铂双药化疗[2]，故患者一线治疗方案吉西他滨 + 卡铂化疗 4 周期，RECIST1.1 最佳疗效评价（2009 年 2 月）：疾病稳定（SD），病灶缩小 13.5%，随后规律复查。2010 年 11 月，胸部 + 上腹部 CT 平扫 + 增强：靶病灶较前增大 23.7%，疗效评价：疾病进展（PD），无进展生存期（PFS）=22.7 个月。2010 年 11 月 18 日，行胸腔闭式引流术，胸腔积液病理：肺腺癌。2010 年 11 月 19 日，行 CT 引导下经皮肺穿刺，肺组织病理提示腺癌。

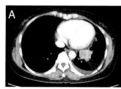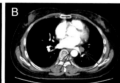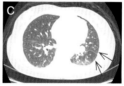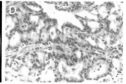

图 A. 胸部 CT 提示左肺占位（箭头方向）；图 B. 左肺淋巴结转移灶（箭头方向）；图 C. 左侧胸膜结节（箭头方向）；图 D. 2008 年 12 月 29 日肺组织病理提示腺癌。

图 1-1　影像与病理诊断结果一

二线治疗：

患者在一线治疗失败后，签署知情同意书，自愿加入 CTONG0806[3] 临床试验研究。二线治疗：2010 年 11 月 15 日入组 CTONG0806 临床研究，口服吉非替尼 250 mg qd。2011 年 2 月 15 日，行胸部 CT 结果提示靶病灶缩小 8.7%，最佳疗效：SD。2012 年 1 月 17 日，行胸部 CT 平扫 + 增强：靶病灶增大 38.9%，2012 年骨扫描结果显示全身多根多处肋骨转移。诊断：右下肺腺癌［cT3N1M1c（胸膜、多根多处肋骨转移）Ⅳ期］。疗效评价：疾病进展（PD），PFS=14.3 月。2014 年

11 月 25 日，CTONG0806[3] 临床研究在《Annals of Oncology》公布研究结果，结果显示化疗组对比吉非替尼靶向治疗组，患者中位无进展生存期（mPFS）：4.8 个月对比 1.6 个月（HR 0.54，95%CI 0.40 ~ 0.75，P<0.001），中位总生存（mOS）：12.4 个月对比 9.6 个月，（HR 0.72，95%CI 0.49 ~ 1.04，P=0.077），而本例患者 PFS 为 14.3 个月。

三线治疗：

2012 年 1 月 12 日，行肺穿刺，活检病理结果显示腺癌（中分化）。免疫组化：ERCC1（+++），VEGF（++），CD56（-），CgA（-），Syn（-），TTF 1（+++），CK7（+++）。基因检测提示 *EGFR*（-）、*KRAS*（-）、*ALK*（-）。再次经严格筛查，患者自愿加入多西他赛 +AT-101 临床试验研究。2012 年 2 月 9 日，三线治疗入组多西他赛 75mg/m^2 d1 + AT-101（40mg bid，d1-d3）。2012 年 2 月 13 日 ~ 2012 年 5 月 29 日，共予 6 周期治疗，最佳疗效评价为 SD（靶病灶缩小 2.9%），化疗期间曾出现一度纳差呕吐，二度腹泻，四度粒细胞降低发热。2012 年 5 月 29 日，化疗结束后出现四度低钾血症，随后停止化疗，并退出临床试验。2013 年 4 月 17 日，行骨 ECT 提示多根肋骨转移，对比 2012 年胸部 CT，提示骨转移病灶维持 SD，总体疗效评价为 SD。2011 年国外开展的一项针对多西他赛联合 AT-101 治疗二线非小细胞肺癌的研究，结果显示多西他赛 +AT-101 组：PFS=7.5 周，mOS=7.8 月[4]。2013 年 7 月 25 日，行胸部 CT 平扫＋增强：靶病灶增大 21.2%，疗效评价为 PD，PFS=17.6 月。2013 年 7 月 26 日，再次行 CT 引导下经皮肺穿刺活检，组织病理：肺浸润性腺癌。免疫组化：*c-MET* 基因未见扩增，RT-PCR 基因测序：*CD74-ROS1* 融合，IHC（+++）。随后定期复查，未予治疗。2014 年 3 月 4 日，复查胸部 CT 提示肺部病灶缓慢增大，靶病灶增大 27.0%。2014 年 3 月 4 日，头颅 MRI 提示颅内多发转移，无恶心、呕吐症状，无头晕、头痛症状。

四线治疗：

患者诊断（AJCC7th）：左下肺腺癌［cT4N1M1c（胸膜、多根多处肋骨、多发脑转移）IV 期］，携带驱动基因 *ROS1*（+），且在多线治疗后，根据 2014 年 NCCN[5] 指南推荐克唑替尼作为 *ALK* 一线治疗，*ROS1* 和 *ALK* 在激酶结构域内有高度的同源性，并且针对 *ROS1*（+）的 OO-1201 临床试验正在开展，患者自愿加入 OO-1201[6] 临床研究，四线治疗：克唑替尼 250mg bid。2014 年 3 月 15 日开始服药，肺部最佳疗效评价为 PR（肿瘤缩小 77%），脑部病灶维持疗效评价为 SD。截至 2022 年 3 月 5 日，患者仍在使用克唑替尼治疗。2018 年 5 月 10 日，该项针对东亚人群 *ROS1*（＋）的晚期非小细胞肺癌患者的 II 期临床试验研究结果[6]在《Journal of Clinical Oncolgy》上发布，结果显示 mPFS=15.9 月（95%CI 12.9 ~ 24.0），有 35.4%（45/127）的患者在数据截至时仍在进行 PFS 数据随访，mOS=32.5 月（95%CI 32.5 ~ 尚未达到）。而截至 2022 年 3 月 5 日，本例患者 PFS=96 个月（8.0 年），OS=159.9 个月（13.3 年）。

目前患者的一般情况良好，PS 为 1 分。

参考文献：

［1］Rusch VW, Asamura H, Watanabe H , et al.The IASLC lung cancer staging project: a proposal for a new international lymph node map in the forthcoming seventh edition of the TNM classification for lung cancer ［J］. J Thorac Oncol, 2009. 4(5):568-577.

［2］NCCN.The NCCN clinical practice guidelines in oncology(version 1.2008)［EB/OL］. Fort Washington: NCCN,2008.

［3］Zhou Q, Cheng Y. Pemetrexed versus gefitinib as a second-line treatment in advanced nonsquamous nonsmall-cell lung cancer patients harboring wild-type EGFR(CTONG0806): a multicenter randomized trial［J］. Ann Oncol, 2014, 25(12):2385-2391.

［4］Ready N, Karaseva NA. Double-blind, placebo-controlled, randomized phase 2 study of the proapoptotic agent AT-101 plus docetaxel, in second-line non-small cell lung cancer ［J］. J Thorac Oncol, 2011, 6(4): 781-785.

［5］NCCN.The NCCN clinical practice guidelines in oncology(version 1.2014)［EB/OL］. Fort Washington: NCCN, 2014.

［6］Wu YL, Yang JC. Phase II Study of Crizotinib in East Asian Patients With ROS1-Positive Advanced Non-Small-Cell Lung Cancer ［J］. J Clin Oncol, 2018. 36(14):1405-1411.

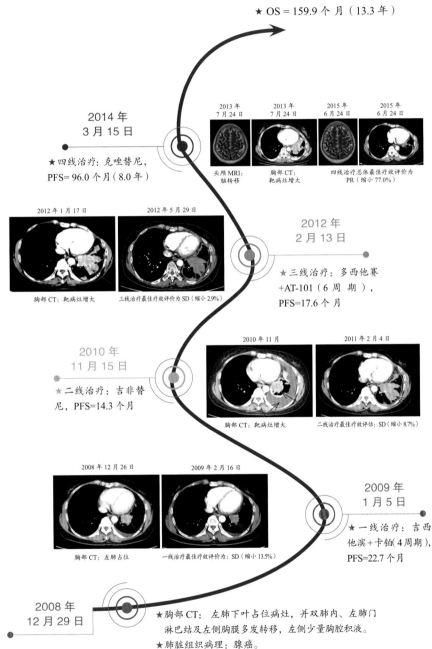

★ 截至 2022 年 3 月 5 日仍在服用克唑替尼
★ OS = 159.9 个月（13.3 年）

2014 年
3 月 15 日

★ 四线治疗：克唑替尼，
PFS = 96.0 个月（8.0 年）

2013 年
7 月 24 日

头颅 MRI：
脑转移

2013 年
7 月 24 日

胸部 CT：
靶病灶增大

2015 年
6 月 24 日

2015 年
6 月 24 日

四线治疗总体最佳疗效评价为
PR（缩小 77.0%）

2012 年 1 月 17 日

胸部 CT：靶病灶增大

2012 年 5 月 29 日

三线治疗最佳疗效评价为 SD（缩小 2.9%）

2012 年
2 月 13 日

★ 三线治疗：多西他赛
+AT-101（6 周 期），
PFS=17.6 个 月

2010 年
11 月 15 日

★ 二线治疗：吉非替
尼，PFS=14.3 个月

2010 年 11 月

胸部 CT：靶病灶增大

2011 年 2 月 4 日

二线治疗最佳疗效评估：SD（缩小 8.7%）

2008 年 12 月 26 日

胸部 CT：左肺占位

2009 年 2 月 16 日

一线治疗最佳疗效评价为：SD（缩小 13.5%）

2009 年
1 月 5 日

★ 一线治疗：吉西
他滨+卡铂（4 周期），
PFS=22.7 个月

2008 年
12 月 29 日

★ 胸部 CT：左肺下叶占位病灶，并双肺内、左肺门
淋巴结及左侧胸膜多发转移，左侧少量胸腔积液。
★ 肺脏组织病理：腺癌。
★ 临床分期：右下肺腺癌［cT4N1M1a（胸膜）Ⅳ期］

生存 13 年余多线治疗后终见曙光

0 1 2 3 4 5 6 7 8 9 10 11 12 13　生存期（年）

治愈之路　未来可期

　　得了肺癌是不幸的，但是检测出驱动基因突变又是幸运的，尤其是 ALK、ROS1 融合基因的患者，具有这类突变的患者使用相应靶向药物可以获得更好的疗效、更长的生存。所以这类突变常常被称为"钻石突变"。

　　芸芸无疑就是那个最幸运的人，她迈向了肺癌的"治愈之路"，如果她的肺癌诊治是一段旅程，让我们一起回顾在这段旅程中发生的奇迹。

　　第一、积极的基因检测，找到精准的靶点。芸芸确诊肺癌且 EGFR、ALK 阴性，很容易被认为是驱动基因阴性的患者；如果不是主治医师果断地进行 ROS1 基因检测，很可能奇迹就不会发生；在芸芸身上，我们看到了全基因检测的重要性，可以发现突见变异，治疗决策在此时"熠熠生辉"。

　　第二、恰当的治疗决策，使用正确的药物。虽然说部分研究证实 ROS1 融合基因阳性的肺癌就算只做化疗也能达到好的效果，但是前瞻性临床试验证实靶向治疗带来更深度的肿瘤缓解、更长的 PFS 和 OS；在芸芸身上我们看到虽然多种治疗方案失败，靶向药依然让芸芸的肿瘤持续缓解，芸芸很可能就是那些真正能被靶向药"治愈"的肺癌患者。

　　第三、道阻且长，未来可期。针对 ROS1 靶向，不断地有新药上市，目前至少有 2 ~ 3 种药物被 FDA 获批，还有 2 ~ 3 个药物正在开展临床试验，还有数十种药物正在临床前期；更好的肿瘤退缩带来的是更多局部治疗的时机，手术、放疗等治疗方式同样适合晚期肿瘤患者；芸芸才用了一种靶向药物就达到了效果，未来的世界很美好，请相信你的医生。

湖南省肿瘤医院　张永昌

从死神手里争夺时间
也并没有那么可怕

【病例档案】女 抗癌 12 年

【治疗单位】广东省人民医院

【关 键 词】晚期肺腺癌；多发转移；五线治疗；靶向耐药；EML4-ALK 融合

12 年，能用来做什么？

如果种下一棵树木，也早已蔚然参天。而我的 12 年却用来品尝生命的酸甜苦辣。既有辗转反侧、无奈曲折，更有荡气回肠、坚守光阴，洞见人性的真挚与优美。

这一路当中，生命带给我的，除了依然不离不弃的爱人、越来越独立听话的女儿，我也学会了如何书写生命的重奏。

确诊癌症晚期，生命的"多米诺骨牌"被触发

我一直是大家口中的幸运儿，因为我有爱我的老公、可爱的女儿，作为小学英语老师，我爱自己的工作，每天都是认真踏实地过好自己的小日子。然而一次小小的胃疼却改变了我生活的常态，引发了人生不寻常的"多米诺骨牌"效应。

起初以为只是胃部不适，并没有引起警觉和重视，就在附近的社区医院开了一些常规的胃药，想着吃药就好了，但是服用几天后未见效果，反而有加重的迹象。丈夫认为不能掉以轻心，带我去大医院一查究竟。

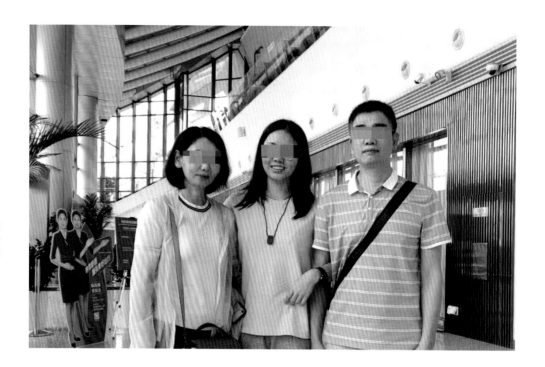

　　来到广州医科大学附属第三医院（简称广医三院）后，医生给我开具了一系列检查。我当时还不理解，小小的"胃痛"需要这么复杂的检查吗？正在我满怀质疑时，诊断结果更是给了我当头一棒——肺癌晚期！

　　明明是胃痛，怎么就和肺癌挂上钩了呢？而且还是晚期，我说什么都不能接受，也不愿接受这样的结果。抱着侥幸心理，辗转又跑了几家医院，可结果全都是肺癌。我开始真正地意识到，癌症！晚期！我已经没有"讨价还价"的余地了，只能接受我患癌的事实，并且已是晚期。

　　起初几个月，我夜不能寐，"癌症"这两个字像千斤重的石头一样压在我心上，让我喘不过气来。在我的认知中，对于癌症来讲不能做手术，意味着生命少则半年多则一年就会走到尽头。我的生命从这一刻开始，已经进入了倒计时。

　　一下子，生活彻底被打乱了，工作、家庭所有的事情被迫按下"暂停键"。晚上我睡不着，常常看着熟睡中的女儿那可爱的脸庞，真的可爱至极。一想到她才只有九岁，如果失去母亲，以后谁来疼她、爱她呢？想到这里，我泪流满面。

　　作为一个母亲本能的责任感，令我不能逃避，就算希望渺茫也要争取。简单收拾好悲观的心情后，我逐渐恢复了理智。丈夫告诉我："没关系，它既然来了，我们就想办法面对，总不能还没有与它斗争就败下阵来，这也不是你啊！"是啊，丈夫的话点醒了我，这句话成为让我站起来抗击癌症的莫大动力。

经多方打听，我们辗转着找到广东省人民医院杨衿记教授。后来了解到他是中国肺癌领域的领军专家之一，特别庆幸。2010年底，他的团队建议我参加一项临床新药试验，经过严格的筛选，我幸运地加入了这项临床研究。

生命如同跷跷板，一边是喜悦，另一边是苦楚

不幸的是，我还没有真正与它斗争，就发生了脑转移，头痛、呕吐难以忍受，身体里就像住了个"孙悟空"，每时每刻都在翻江倒海。

在杨主任推荐下，我先后到陆军总医院做了两次伽马刀，又继续按之前的方案治疗，用临床新药物期间症状时好时坏，好的时候与常人无异，还能做做家务、唱唱歌，只可惜好景不长，很快就发生了靶向耐药，耐药意味着药物对我不起作用了。

护士安慰我说："即使耐药，杨主任也会寻找其他方法。科学在进步，医学无止境，咱们要充满信心。"杨主任也告诉我："您放心吧，好好配合治疗，不要放弃，目前来看，你可以等到孩子上初中，可能还要等着看她上高中、读大学，甚至目睹她结婚生子。"

听到这里，我总是满含泪水，有了他们的鼓励，平日里具有"小太阳"潜质的我常常自我打气，我知道我没有退路，只能一鼓作气，再而勇，不能衰，更不能竭。

每次指标不合格，甚至用药不理想的时候，杨主任都会悄悄告诉我的丈夫，这些事情我并未觉察，然而当我一旦有些进步，甚至只是一个小指标回归正常时，杨主任就会非常开心地分享给我，并鼓励我加油。

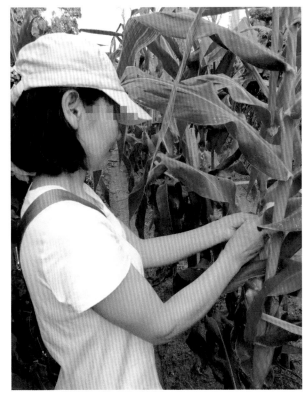

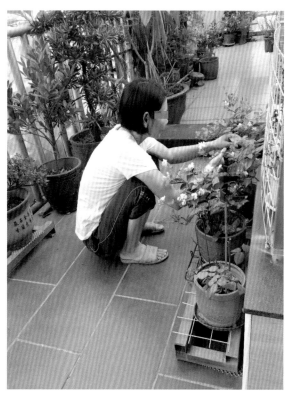

信任是一种力量，医生的态度尤其影响患者，因为患者总喜欢从医生的表情里捕捉自己病情好与坏的线索。

每当对冗长的治疗看不到尽头的时候，我也会主动调整自己，看幽默小视频，跟女儿一起读《哈利波特》《昆虫记》，甚至状态很好的时候，与丈夫和女儿进行角色扮演的游戏，我扮演过大猩猩、女王，甚至是一朵不说话的蘑菇，时而捧腹大笑，渐渐地如释重负……

我也重拾了自己的兴趣——读书，心情愉悦的时候忍不住朗读喜欢的章节。

"能以尊严的方式活着。感官是通往这个世界的门户，同时也是一种遮蔽，会使人看不见那个更高的世界。"

"身体的残疾虽然是限制，同时也是一种敞开。"

"真实的世界使我感兴趣，因为它是可以塑造的。"

"一个深广的心灵，总是把兴趣推广到无数事物上去。"每当我惟妙惟肖、或沉醉或轻快地阅读时，爱人总会打趣说："疾病催生了世界上最伟大的哲学家，我要拿小本本记录下你的金口玉言。"

"我的妈妈是'Super Woman'"女儿也为我打气。

令人庆幸的是，化疗期间我的反应并不强烈，只是由于反复扎针，血管萎缩了，都扎不动了。然后开始掉头发，望着镜子中那个日渐消瘦而陌生的自己也会难过，但很快就会过去，和女儿一起挑选不同款式的假发，粉色的、大波浪的、金黄的……我也要当一次琼瑶笔下的女主角，还有连玛丽莲·梦露、麦当娜……因为职业原因，平日里我的穿着永远是整齐干净、朴素自然，没有体验过粉色头发和美甲，连化妆都寥寥可数。生病后反而要变成"时尚达人"了，自己也感到忍俊不禁。

也许是目睹了这一切，亲眼看到了我的痛苦和落寞，女儿从 9 岁开始，慢慢变得独立、体贴，她常常拉着我的手说："妈妈，我可以给你力量，我要把自己的能量传给你哦。"我和女儿一起画幅画，画中我是水冰月美少女战士，女儿自豪地说我妈妈是"Super Woman"，永远都是。

在医院我善于交际的天分被毫无保留地展示出来了，跟几个护士成为了好朋友，在她们工作之余无话不谈，一起学英语，讨论"熊孩子"，还会探讨美食秘籍。她们就像一道光，照耀在我的生命里，她们在我回忆的札记上留下了永恒的痕迹。

病情加重时，杨主任也不建议我做放疗，他们告知放疗对我目前的状况来说并不适合，甚至会造成不可逆的后遗症。他们并不会为了个人业绩劝我做各项看似有效的医疗项目，他们总是具有长远的眼光和超脱的格局，这些令我肃然起敬。

脑转移加重，我说话开始结结巴巴，连走路都摇摇晃晃，头痛难忍，一整天都蜷缩在床上，呕吐、恶心愈发强烈，实在难以忍受的时候，我也向丈夫发脾气，告诉他"我们回家吧"，他总是耐着性子劝我："会好起来的，有我在的地方就是家，一会儿就不疼了。

有人说，好的爱人可以减少一半的人间疾苦。所以有他在的地方我从未感到漂泊不定、无枝可依，每次靠上他的肩膀，疼痛就会减轻很多，都能安心地睡着。

"加法"生活，让我更懂爱

后来，我病重的时候连路都走不了了，有一次情况危急，我呼叫救护车将自己接到医院，经过治疗，我渐渐又能站起来了。即使路走不好，也不能总蜷缩着，在体力允许的时候，我就会下床走一走，也许是性格向来坚强，我并不希望被爱人搀扶着一步一步慢慢地走。每天清晨睁开眼睛，我首先想到的是"又赚了一天"，这种给自己做"加法"的生活思维，令我更加珍惜当下的时光。也许悲观的人总是感叹"逝者如斯夫"，其实能够简单地活着，充满感恩，未尝不可。

有人说"种树最好的时间是十年前，其次是现在。"所以我告诫自己：我已经勇敢地走过了 12 年，前方的路依然未知，但这并不影响我求生的欲望。生命何其珍贵，当我们无法决定它的长度，能做的就是添加厚度、宽度、密度这些生命砝码。

所以如今，那个身体里的定时炸弹"肺癌肿瘤"并没有肆虐变大，甚至控制得很好，这一切离不开孜孜不倦探索研究的吴一龙教授团队，离不开他们的关爱与温暖。

即使走不好路，我也依然会出门，与其在意他人的目光，困在玻璃窗后，我更愿意走出来，站到别人看得到的地方告诉她们：也许这一切并不可怕，你看我不是从死神那里赚了12年吗？

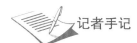记者手记

她很庆幸上天对自己的眷顾，看着女儿由小学升到初中，听杨主任、吴教授的话好好配合治疗，相信现代医学进步，她生命期限很有可能延长到女儿升高中、上大学，甚至是结婚生子……说话间梁女士眼睛里闪着泪光，"让您见笑了，我这是太开心了！"

从2010年，梁女士确诊肺癌以来，历经临床新药、化疗、伽马刀等治疗。在脑转移后，最难耐的是头痛，甚至病重时连路都走不了，如今回忆起来，除了辛酸，还有更多难忘的事：每一次复查，护士甘彬都会帮她预约好，杨主任、吴教授常常鼓励她要有信心。梁女士说自己都会慢慢记录下来，"说不定会成就一个小说家呢""当代女诗人……哈哈"。梁女士说话间像个雀跃的小女孩。

梁女士走路很慢，她小心翼翼地越过台阶，回到家就迫不及待地给我拿出她的记录本，密密麻麻、十分详细。她说回忆一次就强化自己一次要珍惜眼下的时光。她说从死神手里争夺时间，这不是一件容易的事，但也并没有那么可怕。

说话间，她又打开手机，向我展示她做的美食图片，她说自从生病以来非常注意饮食，还学了营养学，"每天8杯水、必须要吃水果、蔬菜哦。"她义正辞严地向我传授她的"饮食经"。

随后她拿出地图，指着西藏说："我好想去布达拉宫看看！"她表示如果身体允许，疫情散去之后，一家人一定要去一次西藏。她又向我展示了自己的写真集，其中一张她光着头，但一点也不影响美感，照片中她笑得越发灿烂，她说："女性的美无关乎外在，内在的力量和自信才是最重要的，我要把自己最真实的一面留下来。"我也深深被这位阳光的"精灵"感染了。

平日里，梁女士还会通过微信聊天和电话鼓励和她一样的病友，自己淋着雨还愿意为别人撑伞，这就是她人性中最闪耀的地方吧。

（文／医师报融媒体记者　秦苗）

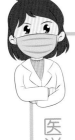

医学小贴士

伽马刀：是立体定向放射外科的主要治疗手段，是根据立体几何定向原理，将颅内的正常组织或病变组织选择性地确定为靶点，使用钴 -60 产生的伽马射线进行一次性大剂量的聚焦照射，使之产生局灶性的坏死或功能改变而达到治疗疾病的目的。

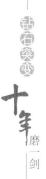

行走在生死边缘
但那却是生命的延续

病历摘要

患者梁女士，诊断晚期肺腺癌，携带有 *EML4–ALK* 融合阳性。一线治疗：吉西他滨 + 依托泊苷（2 周期）、吉西他滨 + 卡铂（3 周期），PFS=8.0m。二线治疗：临床试验（克唑替尼），PFS=82.6m。三线治疗：同情给药一针对 *ALK* 及 *ROS1* 的二代靶向药，PFS=27.3m。四线治疗：阿来替尼，PFS=18.6m。五线治疗：Lorlatinib。截至 2022 年 3 月，患者总生存时间为 11.8 年。

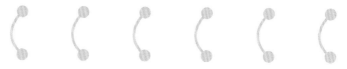

（一）基本情况

姓名： 梁女士　　**性别：** 女　　**出生年月：** 1970 年 4 月

病理类型： 腺癌　　　　　**驱动基因：** *EML4-ALK* 融合

初诊诊断（AJCC7th）： 左下肺腺癌［cT3N2M1a（胸腔积液），Ⅳ期］[1]。

个人史： 无吸烟史、嗜酒史，生活习惯规律。

既往史： 既往无特殊。

家族史： 否认肿瘤相关家族史。

（二）诊疗过程

主诉：左侧胸部及左下腹疼痛 10 余天。

2010 年 5 月因"左侧胸部及左下腹疼痛 10 余天"于 2010 年 5 月在广州某医

学院就诊。行胸部 X 线片提示左侧胸腔积液，胸部 CT 提示左下肺占位。行胸腔穿刺闭式引流术，胸腔积液送检病理：肺腺癌，结合病理学及完善胸部 CT 检查，当地医院考虑诊断：左下肺腺癌［cT3N2M1a（胸腔积液），Ⅳ期］[1]。

一线治疗：

2010 年 5 月 20 日在广州市肿瘤医院行吉西他滨 + 依托泊苷化疗，2 周期后疗效评价为 SD。为进一步治疗，患者于 2010 年 7 月 2 日至广东省人民医院就诊，完善胸部 CT：考虑左下肺周围型肺癌并双肺、左侧胸膜转移；左侧少量心包积液，左侧少量胸腔积液，部分包裹性。2010 年 7 月 5 日行肺穿刺活检，肺组织病理示低分化腺癌。免疫组化：ERCC1（+），β-tubulin（+++），*EGFR*（+），VEGF（+++）。2010 年 7 月 6 日基因测序：*EGFR* 8 项未见突变。患者诊断：左下肺腺癌 cT4N2M1a（双肺、胸膜），Ⅳ期，*EGFR* 检测阴性。根据 2010 年 NCCN 指南[2]，患者一线标准治疗为含铂双药化疗。2010 年 7 月 15 日、2010 年 8 月 4 日行吉西他滨 + 卡铂化疗，2010 年 8 月 27 日胸腹部 CT 疗效评价为 SD（缩小 7%）。2010 年 9 月 1 日行第 3 周期 GC 化疗。2010 年 10 月 17 日胸部 CT 疗效评价为 SD（缩小 6%）。2011 年 1 月 20 日行胸部 CT 检查示左肺下叶周围型肺癌病灶增大，并双肺、左侧胸膜转移，疗效评价为 PD，PFS=8.0 个月。

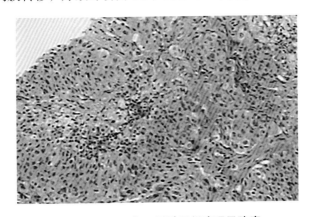

图 2-1　2010 年 7 月肺组织病理示腺癌

二线治疗：

2011 年 2 月 12 日行肺穿刺活检，病理考虑低分化腺癌。免疫组化：ERCC1（+），β-tubulin（+++），*EGFR*（++），*VEGF*（+++），CD56（-），CgA（-），Syn（-）。肺组织送检，基因检测提示 *ALK*（D5F3）+，患者有入组临床试验研究意愿，随后入组 *ALK* 临床研究，2011 年 3 月 6 日开始口服克唑替尼治疗。2011年6月胸部CT提示左下肺转移灶略缩小，左侧胸膜转移基本同前。2011年6月2日脑部MRI提示小脑转移瘤（6mm×7mm），综合疗效评价考虑SD。考虑诊断：左下肺腺癌［cT3N2M1b（双肺、胸膜、脑），Ⅳ期］[1]，在靶向治疗过程中，患者脑部转移灶多次发生局部进展，肺部病灶维持SD，总疗效评价均为SD。2012年4月头颅MRI考虑小脑蚓部及右侧而海马旁回转移瘤，与2月21日对比病灶增大。患者于2012年4月、2013年12月4日、2013年12月18日于广州市空军医院行脑部伽马刀治疗三次，2016年08头颅MRI提示颅内多发转移瘤，但综合疗效评价仍为SD。2016年9月再次在外院加上脑部局部治疗：头部予全脑放疗治疗五次。2017年12月行腰椎穿刺检查，脑脊液病理诊断发现癌细胞，符合腺癌细胞。2017年11月脑脊液送检基因检测：*EML4-ALK*融合（丰度：10%）。2018年1月24日脑部MRI示颅内多发转移瘤复查，对比2017年11月15日MRI片，新出现左侧小脑半球多发转移瘤，且右侧枕叶病灶较前增大；余病灶较前轻微增大。肺部CT提示疗效评价为SD，综合疗效评价为PD。PFS=82.6个月。

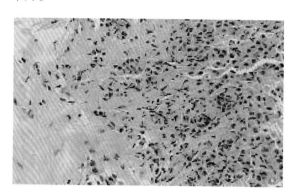

图2-2　2011年2月肺组织病理示腺癌

三线治疗：

2018年1月26日，患者考虑肺腺癌进展，诊断（AJCC8th）：左下肺腺癌［cT3N2M1c（胸膜、胸腔积液、脑、脑膜），ⅣB期］[3]，靶向药治疗失败后，患者三线治疗：同期给予针对*ALK*及*ROS1*的二代靶向药。2020年1月复查头颅磁共振，对比2019年11月19日MRI片：颅内多发转移瘤，较前略增大；右侧听神经走行区小结节状强化影，不除外转移，大致同前。2020年4月19日患者开始出现右下肢麻木，伴头痛不适。2020年5月7日脑脊液病理可见个别细胞核浆比增高，结合病史，不排除为肿瘤细胞。2020年5月6日胸部CT提示颅内多发转移瘤复查，较前增大，脑部疗效评价为 PD，肺部病灶疗效评价为 SD，综合疗效评价为 PD，PFS=27.3 个月。

四线治疗：

2020 年 5 月 18 日四线治疗：阿来替尼 600mg bid，一个月后患者开始出现头痛、头晕，无喷射性呕吐，右下肢无力，走路步态欠稳，右侧上肢麻木。2020 年 6 月 18 日复查胸部 + 腹部 CT：左下肺病灶大致同前；左侧胸膜增厚，左下肺少许纤维灶，大致同前。头颅 MRI：颅内多发转移瘤复查，部分较前略增大；右侧听神经走行区小结节状强化影，不除外转移，大致同前。综合胸部 CT 及头颅 MRI，综合疗效评价为 SD。2020 年 7 月患者入院复查，头晕、头痛较前减轻，双下肢无力，走路步态欠稳，右侧上肢麻木。2020 年 7 月 16 日复查头颅 MRI 及胸腹部 CT，疗效评价为 SD。随后规律复查，头颅及肺部病灶考虑维持 SD。2021 年 12 月 7 日患者入院复查：胸部 CT 提示左下肺病灶，大致同前；左侧胸膜增厚，左下肺少许纤维灶，炎性病灶较前增多。肺部病灶综合疗效评价为 SD。头颅 MRI：颅内多发转移瘤，部分病灶较前增大。再次行腰椎穿刺检查，送检脑脊液：考虑为肿瘤细胞，综合疗效评价为 PD，PFS=18.6 个月。而一项旨在对比阿来替尼与克唑替尼治疗 *ALK* 阳性的非小细胞肺癌的临床试验[4]研究数据在《Lancet Respir Med》杂志公布数据显示，阿来替尼与克唑替尼比较，研究者评估的阿来替尼组无进展生存期（PFS）显著延长（HR=0.22，95% CI：0.13 ~ 0.38；P < 0.0001；中位 PFS：尚未到达 VS .11.1 个月）。独立审查委员会（IRC）评估的 PFS，阿来替尼组也长于克唑替尼组（HR= 0.37，95% CI：0.22 ~ 0.61；P < 0.0001）。

五线治疗：

患者晚期肺腺癌，多线治疗后有脑转移，2021 年 *NCCN* 指南[5]推荐对于携带有 *ALK* 阳性的患者，在脑转移发生后可选择给予三代靶向药 Lorlatinib。2020 年一项旨在对比 Lorlatinib 与克唑替尼治疗晚期 *ALK* 阳性非小细胞肺癌的临床试验研究[6]在《N Engl J Med》公布的数据显示，Lorlatinib 与克唑替尼相比，Lorlatinib 的客观缓解率（ORR）为 76%（95%CI，68-83），克唑替尼组为 ORR：58%（95%CI，49-66）。在可测量脑转移的患者中，Lorlatinib 组 82% 的患者有颅内缓解，而克唑替尼组的患者只有 23%。2022 年 2 月 2 日开始口服 Lorlatinib，出现 1° 皮疹，右侧肢体偶有麻木，PS 为 1 分。截至 2022 年 3 月，患者一线治疗至 2022 年 3 月，总生存时间为 11.8 年。

参考文献:

［1］ Rusch VW, Asamura H, Watanabe H , et al.The IASLC lung cancer staging project: a proposal for a new international lymph node map in the forthcoming seventh edition of the TNM classification for lung cancer ［J］. J Thorac Oncol, 2009. 4(5):568-577.

［2］ NCCN.The NCCN clinical practice guidelines in oncology(version 1.2010) ［EB/OL］. Fort Washington: NCCN, 2010.

［3］ Travis WD, Asamura H, Bankier AA, et al. International Association for the Study of Lung Cancer Staging and Prognostic Factors Committee and Advisory Board Members. The IASLC Lung Cancer Staging Project: Proposals for Coding T Categories for Subsolid Nodules and Assessment of Tumor Size in Part-Solid Tumors in the Forthcoming Eighth Edition of the TNM Classification of Lung Cancer ［J］. J Thorac Oncol, 2016, 11(8): 1204-1223.

［4］ Zhou C, Kim SW, Reungwetwattana T, et al. Alectinib versus crizotinib in untreated Asian patients with anaplastic lymphoma kinase-positive non-small-cell lung cancer(ALESIA): a randomised phase 3 study ［J］. Lancet Respir Med, 2019, 7(5):437-446.

［5］ Ettinger DS, Wood DE, Aisner DL, et al. NCCN Guidelines Insights: Non-Small Cell Lung Cancer ［J］. Version 2. J Natl Compr Canc Netw, 2021, 2;19(3):254-266.

［6］ Shaw AT, Bauer TM, de Marinis F, et al. First-Line Lorlatinib or Crizotinib in Advanced *ALK*-Positive Lung Cancer ［J］. N Engl J Med, 2020. 383(21):2018-2029.

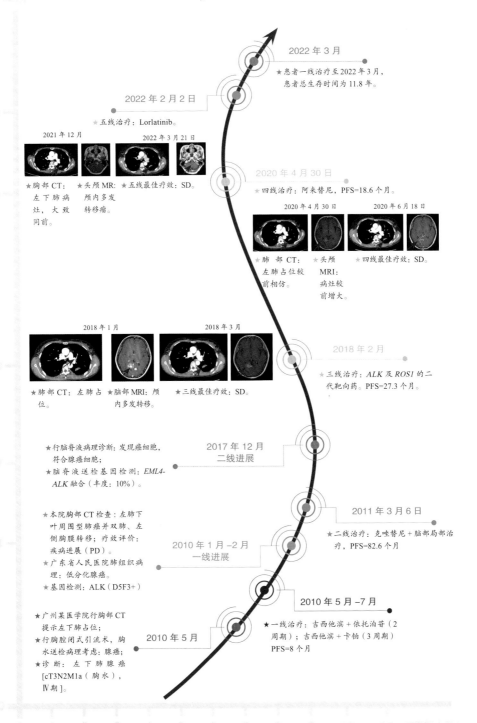

治疗时间轴

2022 年 3 月
★患者一线治疗至 2022 年 3 月，患者总生存时间为 11.8 年。

2022 年 2 月 2 日
★五线治疗：Lorlatinib。

2021 年 12 月　　　　2022 年 3 月 21 日

★胸部 CT：左下肺病灶，大致同前。　★头颅 MR：颅内多发转移瘤。　★五线最佳疗效：SD。

2020 年 4 月 30 日
★四线治疗：阿来替尼，PFS=18.6 个月。

2020 年 4 月 30 日　　　　2020 年 6 月 18 日

★肺部 CT：左肺占位较前相仿。　★头颅 MRI：病灶较前增大。　★四线最佳疗效：SD。

2018 年 1 月　　　　2018 年 3 月

★肺部 CT：左肺占位。　★脑部 MRI：颅内多发转移。　★三线最佳疗效：SD。

2018 年 2 月
★三线治疗：ALK 及 ROS1 的二代靶向药，PFS=27.3 个月。

★行脑脊液病理诊断：发现癌细胞，符合腺癌细胞；
★脑脊液送检基因检测：EML4-ALK 融合（丰度：10%）。

2017 年 12 月
二线进展

★本院胸部 CT 检查：左肺下叶周围型肺癌并双肺、左侧胸膜转移；疗效评价：疾病进展（PD）。
★广东省人民医院肺组织病理：低分化腺癌。
★基因检测：ALK（D5F3+）

2010 年 1 月 –2 月
一线进展

2011 年 3 月 6 日
★二线治疗：克唑替尼＋脑部局治疗，PFS=82.6 个月。

2010 年 5 月 –7 月
★一线治疗：吉西他滨＋依托泊苷（2 周期）；吉西他滨＋卡铂（3 周期）PFS=8 个月

★广州某医学院行胸部 CT 提示左下肺占位；
★行胸腔闭式引流术，胸水送检病理考虑：腺癌；
★诊断：左下肺腺癌 [cT3N2M1a（胸水），Ⅳ期]。

2010 年 5 月

让癌症与患者一起"慢慢变老"

每每看到这样的患者，总能看到在如今进入"精准治疗"的时代下肺癌患者的缩影。很多人认为，确诊肺癌，意味着生命走向终点。而目前随着医学发展，癌症也可以被逐渐控制成慢病。"肿瘤不可怕，只要能够正确认识它"。而像梁女士这样的患者在临床上虽然非常普遍但却非常幸运的。

以患者为中心，MDT 共创生命奇迹

ALK 阳性的患者，大概有 30% 以上会发生脑转移，梁女士正是这 30%。但这并不意味着患者的治疗走向终点，现在多学科综合团队诊疗模式的兴起，给了这部分患者新的希望。这些治疗方式以延长患者生存时间和提高患者生存质量为目的，让癌症与患者一起"慢慢变老"。肺癌正纳入到慢病管理模式，即使是晚期肺癌，通过个体化、标准化和规范化的治疗，也能很好地控制肿瘤，实现带瘤生存。

"加法"生活，追求生活

梁女士的"加法"生活，让我们看到生命延续的可贵，看到了现代医学的浪漫。梁女士在追求生命长度的同时，她对生命的质量也有自己的定义。这种"加法"，让她的生活多姿多彩。衷心祝福像梁女士这样的患者，都能"加法"生活，拥有完美的人生。

浙江大学医学院附属第一医院　周建英

每一个活得久的人
都有一颗坚强的心

📋【病例档案】女　50岁　抗癌12年

🏥【治疗单位】首都医科大学附属北京胸科医院

🔍【关 键 词】脑转移；多线治疗；靶向耐药；*ALK* 阳性

　　我 1972 年出生，我觉得我是非常幸运的一代人，赶上了好日子。小时候求学的艰苦岁月刚刚结束，工作之后又赶上中国进入高速发展的好时代，如今已经年过半百。回头才发现，我这一辈子都在赶路，都在按部就班地完成每个阶段的人生使命和责任。

　　这五十年，我从来没有想过，这段抗癌的日子居然占据了我生命的 12 年，我更没想到的是，我居然可以挺过来，活到现在。

确诊后，掌握真实的病情信息至关重要

　　癌症，目前是世界上最难攻克的疾病，尤其是晚期癌症，往往会被医生判"死刑"。现在回忆这段经历，才发现一晃匆匆 12 年。在得知患癌的那晚，我们一家度过了最漫长的一个夜晚，家人都哭红了眼睛，那一晚上的沉默、压抑的氛围，现在想想都有一种快要让人窒息的感觉。

　　我年轻的时候，根本不知道什么是累，常常工作到很晚，回去还有力气接着干家务，总觉得自己身上有使不完的劲，就算偶尔有点感冒发烧，不吃药都能挺得过去。

然而，这次我错了。10月的北京，还有一丝闷热，那天在上班的路上总觉得有点喘不过气来，我并没在意。当天女儿们都在上学，丈夫也去上班了，我决定自己去医院做检查。我猜自己可能是更年期快到了吧，或者最坏的情况也就是得了肺炎，在接受影像学检查（X线片）后，我被医生叫到了办公室。

"从片子上看，你的左肺上有个阴影，可能是占位，我们还需要进一步检查"医生用凝重的声音告诉我。

"阴影、占位？"我听不懂这两个词意味着什么，我只是冲着医生本能地点点头，但心里隐约觉得不是这么简单了。在相继做了大量的检查和各种CT扫描之后，医生告诉了我，那个迄今想起来还会让我崩溃的词：肺癌！

"您是不是搞错了，我从不吸烟，是一个生活健康、积极乐观的人，与任何致癌危险因素都没有关系，怎么会是肺癌！"我几乎泣不成声，根本不相信这一切。强烈的负面情绪在那一刻完全占据了我所有的理智。医生让我先冷静一下，我记得那天，我站在医院的走廊里，久久不能平静，不知道过了多久，我反复看着手中被眼泪打湿的诊断书，不愿相信上面写的每一个字。

回到家中，家人们也不愿接受这个结果，那晚也是我们有生以来最难熬的一晚。无奈、无助、无力，让我一时间不知如何是好。

幸运的是，入住首都医科大学附属北京胸科医院胸外科后，医生建议我先行手术。我记得手术那天，女儿抱着我哭了很久，她虽然只有十多岁，我心里知道她

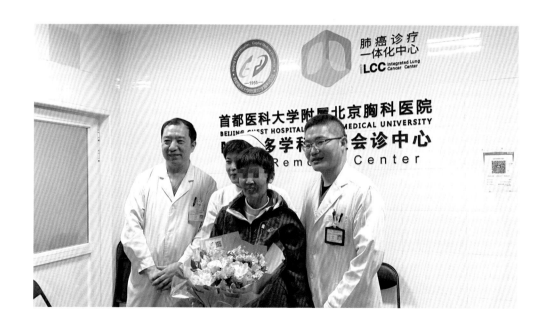

不忍心眼睁睁地看着妈妈躺在医院的病床上。

说实话，自从患癌后，我整日昏昏沉沉，惶惶不可终日，情绪更是起起落落。我知道，孩子们嘴里不说，但是都看在心里，如果我一直这么消沉下去，长此以往不仅会影响家庭的正常运转，更重要的是影响孩子们的身心健康。都说妈妈是孩子坚强的后盾，可是我现在却脆弱得像个孩子，那一刻，我决心要改变自己。

改变的第一步，就是接受自己患癌的事实。要想战胜敌人，必须要了解敌人。我开始反观自己，这段时间一直活在悲伤之中，丝毫不愿去直面它，处在不想主动改变的状态，其实就是逃避。可是如果再这样下去，即便是手术后，也很可能会复发或转移。我除了知道自己得的是肺癌，其余治疗一无所知，我又怎么可能战胜它呢？

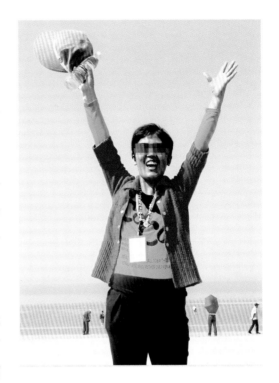

不能再这样下去了，我收拾好心情，决定要直面它。我从小就有这样争强好胜的性格，喜欢学习、善于学习。于是，我着手开始从不同的渠道全面学习肺癌的相关知识。

被偷走的那些年，回想起来每个瞬间都有故事

进行了系统性的放化疗之后，我让自己的生活尽量保持着生病前的节奏。虽然不再上班，只负责孩子们的饮食起居，但日子却更规律了。我发现，自从不停地给自己减压之后，随着心理负担的减少，身体反而变强壮了，基本的家务都能完成。渐渐我甚至都忘记自己是个癌症患者。

转入内科治疗后，我遇到了刘喆主任。他告诉我，目前肺癌的治疗除了手术和术后的放化疗，还有一种新型的治疗手段，叫靶向治疗，如果基因匹配的话效果非常好，他想让我尝试一下。

我回去在网上查阅了大量的资料。我懂得了肿瘤的发生原来是基因突变导致的，目前已知的基因有几类，需要通过肺部的组织样本，经过全面的基因组检测，以获得我是属于哪类基因突变，医生就能为我找到针对性更强的靶向治疗药物。数据显示，靶向治疗后，生存时间明显延长，我决定试试看。

在丈夫的支持下，我做了基因检测，样本被送去了肿瘤医院。基因检测结果需要两周的时间才能出来，那两周过得格外漫长，仿佛时间就像定格一样。

好在全面的基因组检测显示，我是间变性淋巴瘤激酶（*ALK*）基因发生了变异。刘主任告诉我："*ALK* 变异又被称为是'钻石突变'，此类突变非常珍贵，发病率只有20%，但治疗该变异的靶向药物却很有效，这意味着我有可能接受靶向治疗，对于病情的稳定更有效。"

刘主任还告诉我，克唑替尼上市后，我幸运地成为医院里第一个服用克唑替尼的人。服药期间，我认真记录着自己服药后的各种身体感受，写下来作为诊疗笔记，有时候也拿去分享给我的病友们，他们看后也增长了不少专业知识。

有的人就叫我"张老师"，我的动力也更大了。我想尽可能多地学习关于 *ALK* 阳性肺癌的知识，每次复查时，只要有机会，就和医生请教各种问题。久而久之，医院里的医生都认识我了，他们笑称："你现在懂得比我们都多。"

随着对肺癌的了解越深，一方面是对自己的病情更了解，另一方面也让我对还未出现的症状开始隐隐担忧，最让我害怕的还是脑转移。医生告诉我肿瘤细胞刚刚浸润神经系统时，可能表现为头晕、步态不稳、动作反应迟缓及准确性变差等，专业术语叫"共济失调"，同时会伴随有记忆力、理解力变弱……这是大多数肺癌患者难以逃脱的命运。很多次，我在心里默默祈祷，如果真的逃不掉，那就让这一天来得晚一些吧。可命运就是这样，你越害怕什么，什么就越会找上你。

我不想让癌症定义我，但它确实是我生命的一部分

2012 年底，我开始出现不同程度的脑转移症状，经过复查后，脑部已有明显转移灶。在刘主任的建议下，我先接受了全脑放疗。术后，刘主任告诉我，癌症治疗不仅仅包括想尽办法消灭癌细胞、控制肿瘤病灶，也包括针对肿瘤导致的一系列并发症的治疗。只有双管齐下，才能活得久和活得好。刘主任的这番话让我思考，如何用积极的心态面对癌症转移的问题。

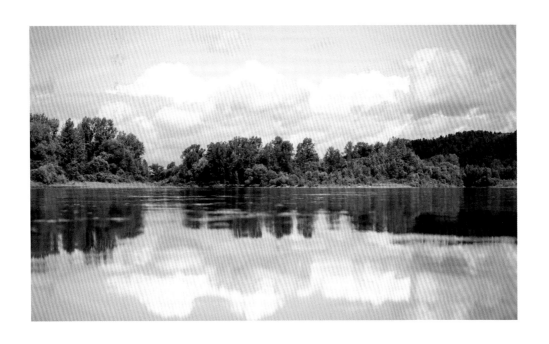

细数这么多年的经历，我发现一个规律，那就是人生就是一个不断遇到问题、不断通过学习来解决问题的过程，"兵来将挡水来土掩"不就是这个道理吗？

即便我不得癌症，那也许还会遇到其他的事情。我告诉自己不要垮，也不能垮，还得拿出之前的那股劲来与癌症对抗。

那段日子，由于药物副作用导致我没有食欲，实在吃不下饭的时候，我也强迫自己少喝点粥，身体没有能量不行。慢慢地我开始出现记忆力衰退，和家人沟通过程中，我觉得很吃力，常常忘记自己要说什么，但他们还是努力耐心地与我沟通。

脑转移后，我的生活质量明显大不如从前。前10年，我都没觉得自己是个癌症患者，之前我也一直在心里给自己制定目标，一开始是3年，后来是5年、10年……

近两年，我的状态比之前差别很大，这次我不知道还能挺多久。或许我已经没有5年或10年的小目标了，但无论是好是坏，我们都对得起自己这一生。我不想让癌症定义我，但它却是我生命的一部分。即便这是最后一段难忘的旅程，保持积极也是很有帮助的，继续创造每一个温馨的家庭记忆，而不是为无法改变的事情而烦恼。

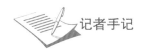

记者手记

我在采访张女士的时候，她的表达能力很多已经丧失了，甚至有时候把我当作医生。她在回忆往事时，思路时好时坏，有时候会陷入长久的沉思……我一直舍不得打断她，就一直静静地看着她那瘦弱的脸颊，偶尔她还会冲我微微一笑，那笑容就像一个老朋友一样亲切，我静静地听她告诉我的每一个字、每一个词，生怕错过什么。

回看我的采访笔记，只有一些简单的词，但是就是这几个简单的词，却能让我勾画出张女士这段只属于她和家人的珍贵记忆。在写这篇文章时候，我翻看着她的照片，尽量把自己带入她的世界，去体会她这段不一样的人生经历。

（文／医师报融媒体记者　秦苗）

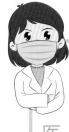

医学小贴士

1 **钻石突变**："钻石突变"是指肺癌 ALK 基因阳性，常见的突变形式是 EML4-ALK 融合。因发生这种突变的患者人数较少，且口服靶向药物有效率高，可获得更长的生存期而被称为"钻石突变"。

2 **靶向耐药**：靶向药物发生耐药之后，临床上主要表现为癌症的复发或转移，也可以出现肿瘤标志物水平的增高等。

3 **肺癌一定会发生脑转移吗？** 脑转移的几率还是比较高的。患者出现脑转移有可能是肺癌晚期导致的，最好进行全面检查，根据检查结果积极地配合医生进行放疗或者综合治疗，出现脑转移后可能会有头痛、恶心、呕吐、视力模糊和记忆力下降等表现，严重者会出现语言不畅或者偏瘫等情况。

靶向治疗创造生存奇迹

患者张女士于 2010 年 10 月经 CT 引导下肺穿刺活检诊断左下肺腺癌，临床分期：cT2aN0M0 Ⅰb 期（AJCC7th），行手术治疗，术后残端阳性，行手术残端局部放疗及辅助化疗，2012年 4 月发现脑转移、胸膜转移及肺内转移。一线治疗：全脑放疗，培美曲塞联合顺铂 / 卡铂化疗 6 周期，最佳疗效评价为 SD，因肺内病变加重，新发胸椎、胸骨转移评判进展，PFS1=14 个月。
二线治疗：多西他赛联合奈达铂化疗 2 周期，疗效评价为 PD（纵隔淋巴结、肺、左胸膜、肝、胰腺及骨转移），PFS2=2 个月。
三线治疗：基因检测提示 *EML4-ALK* 融合（V1 亚型），口服克唑替尼（服药期间因左肺及胸膜病变缓慢进展，间断联合培美曲塞 + 奈达铂化疗 4 周期），最佳疗效评价为 SD，PFS3=72 个月。
四线治疗：口服布加替尼，最佳疗效评价为 SD，PFS4=31 个月。
截至 2022 年 4 月 30 日，总生存时间 138 个月。

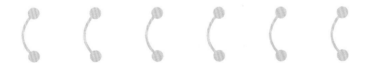

（一）基本情况

姓名：张女士　　**性别**：女　　**出生年月**：1972 年 3 月

初诊年龄：38 岁　　**病理类型**：腺癌　　**驱动基因**：*ALK* 融合基因阳性

初诊诊断：左下肺腺癌（cT2aN0M0 Ⅰ B 期）

个人史：无吸烟史。

既往史：既往体健。

家族史：否认肿瘤相关家族史。

（二）诊疗经过

主诉：左下肺腺癌术后 11 年余，多发转移，化疗后，靶向治疗后。

初诊：患者于 2010 年 10 月无明显诱因出现间断咳嗽、咳痰、痰中带血，胸部 CT 示左肺下叶阴影，行 CT 引导下肺穿刺活检病理提示左下肺腺癌，完善分期检查，临床分期：cT2aN0M0 Ⅰb 期（AJCC7th）[1]。

手术及术后治疗：2010 年 11 月 29 日于全麻下行左肺下叶切除＋纵隔淋巴结清扫术，术后病理：左肺下叶中低分化腺癌，支气管断端外膜癌侵犯，纵隔第 5、6、7、8、9、10、11 组 0/13 癌转移。对于 R1 切除的患者，2010 年 NCCN 指南推荐再次手术或术后放疗联合化疗[2]，患者于 2011 年 1 月 4 日开始行术后残端放疗（6000cGy/30f）[3, 4]。2011 年 3 月 2 日—2011 年 6 月 20 日行吉西他滨联合顺铂化疗 4 周期[5]，后规律随诊。

一线治疗（全脑放疗及化疗）：

2012 年 4 月患者出现轻度头痛，脑核磁检查提示左额叶占位伴周围水肿，左顶叶结节再分期 rT0N0M1C，于 2012 年 5 月 8 日—2012 年 5 月 22 日行全脑放疗（3000cGy/10f）[6]，复查颅内病变缩小。全身 PFT/CT 检查提示左下肺支气管断端软组织增厚、左额顶交界部脑水肿、左胸膜不均匀增厚，考虑转移，左上肺内及胸膜下小结节，转移不能除外。对于晚期患者，2012 年 NCCN 指南推荐进行 *EGFR* 突变检测[7]，患者胸部手术标本 *EGFR* 基因检测阴性。对于 *EGFR* 突变阴性患者，可选择行以铂为基础的化疗方案，患者于 2012 年 6 月 15 日—2012 年 12 月 21 日接受培美曲塞联合顺铂／卡铂化疗 6 周期[8]，最佳疗效 SD，2013 年 6 月发现左侧大量胸腔积液评判进展，PFS=14 个月。

二线治疗（化疗）：

2013 年 6 月 21 日—2013 年 7 月 24 日行多西他赛联合奈达铂化疗 2 周期[9]，2013 年 8 月 PET/CT 提示纵隔淋巴结、肺、左胸膜、肝、胰腺及骨转移，疗效评价为 PD，PFS=2 个月。

三线治疗（靶向一线治疗）：

2013 年 9 月术后标本 *ALK* 融合基因检测结果阳性（后经 Ventana *ALK*-D5F3 验证阳性，二代测序 *EML4-ALK* V1 亚型），于 2013 年 9 月 8 日开始口服克唑替尼 250 mg bid 治疗[10]。2015 年 1 月，患者复查胸部 CT 提示左肺及左胸膜病变有所加重，于 2015 年 2 月 2 日—2015 年 3 月 3 日行培美曲塞联合奈达铂化疗 2 周期，复查左肺胸膜病变减轻，后继续口服克唑替尼治疗。2015年9月，胸部CT检查提示左上肺不张、左胸膜增厚略加重。2015年9月30日—2015年10月29日行培美曲塞联合奈达铂化疗2周期，此后继续口服克唑替尼靶向治疗。2018年5月脑部核磁提示颅内病变进展，胸部CT提示胸部病变稳定，患者无明显神经系统症状及体征，后患者间断复查缓慢进展，继续口服克唑替尼，总体最佳疗效评价为SD。2019年9月脑转移加重评判进展，PFS=72个月。

四线治疗（靶向二线治疗）：

2019年9月开始口服布加替尼180 mg QD治疗[11, 12]，评价疗效为SD。后门诊规律复查，服用布加替尼至今。截2022年4月，PFS= 31个月，OS=138个月。2019年10月—2022年4月患者间断出现左手麻木、口齿不清，左侧肢体无力，可自行缓解，目前患者记忆力下降、间断口齿不清、偶感头晕，步态迟缓，无明显头痛，无恶心、呕吐，体力状态评分（ECOG PS）为1分。

参考文献：

［1］ P. Goldstraw, J. Crowley, K. Chansky, et al. The IASLC Lung Cancer Staging Project: proposals for the revision of the TNM stage groupings in the forthcoming(seventh) edition of the TNM Classification of malignant tumours［J］. J Thorac Oncol, 2007, 2(8): 706-714.

［2］NCCN. NCCN clinical practice guidelines in oncology: non-small cell lung cancer. Version 2, 2010［EB/OL］. The most recent version is available at: www.NCCN.org. .

［3］S.M. Keller, S. Adak, H. Wagner, et al. A randomized trial of postoperative adjuvant therapy in patients with completely resected stage II or IIIA non-small-cell lung cancer［J］. N Engl J Med, 2000, 343(17): 1217-1222.

［4］J.D. Bradley, R. Paulus, M.V. Graham, et al. Phase II trial of postoperative adjuvant paclitaxel/carboplatin and thoracic radiotherapy in resected stage II and IIIA non-small-cell lung cancer: promising long-term results of the Radiation Therapy Oncology Group--RTOG 9705［J］. J Clin Oncol, 2005, 23(15): 3480-3487.

［5］J.P. Pignon, H. Tribodet, G.V. Scagliotti, et al. Lung adjuvant cisplatin evaluation: a pooled analysis by the LACE Collaborative Group［J］. J Clin Oncol, 2008, 26(21): 3552-3559.

［6］J. Li, S.M. Bentzen, M. Renschler, et al. Regression after whole-brain radiation therapy for brain metastases correlates with survival and improved neurocognitive function［J］. J Clin Oncol, 2007, 25(10): 1260-1266.

［7］NCCN. NCCN clinical practice guidelines in oncology: non-small cell lung cancer. Version 2, 2012［EB/OL］. The most recent version is available at: www.NCCN.org.

［8］G.V. Scagliotti, P. Parikh, J. von Pawel, et al. Phase III study comparing cisplatin plus gemcitabine with cisplatin plus pemetrexed in chemotherapy-naive patients with advanced-stage non-small-cell lung cancer［J］. J Clin Oncol. 2008, 26(21): 3543-3551.

［9］F.V. Fossella, R. DeVore, R.N. Kerr, et al. Randomized phase III trial of docetaxel versus vinorelbine or ifosfamide in patients with advanced non-small-cell lung cancer previously treated with platinum-containing chemotherapy regimens. The TAX 320 Non-Small Cell Lung Cancer Study Group［J］. J Clin Oncol. 2000, 18(12): 2354-2362.

［10］A.T. Shaw, D.W. Kim, K. Nakagawa, et al. Crizotinib versus chemotherapy in advanced *ALK*-positive lung cancer［J］. N Engl J Med. 2013, 368(25): 2385-2394.

［11］D.W. Kim, M. Tiseo, M.J. Ahn, et al. Brigatinib in Patients With Crizotinib-Refractory Anaplastic Lymphoma Kinase-Positive Non-Small-Cell Lung Cancer: A Randomized, Multicenter Phase II Trial［J］. J Clin Oncol. 2017, 35(22): 2490-2498.

［12］S.N. Gettinger, L.A. Bazhenova, C.J. Langer, et al. Activity and safety of brigatinib in *ALK*-rearranged non-small-cell lung cancer and other malignancies: a single-arm, open-label, phase 1/2 trial［J］. Lancet Oncol. 2016, 17(12): 1683-1696.

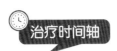

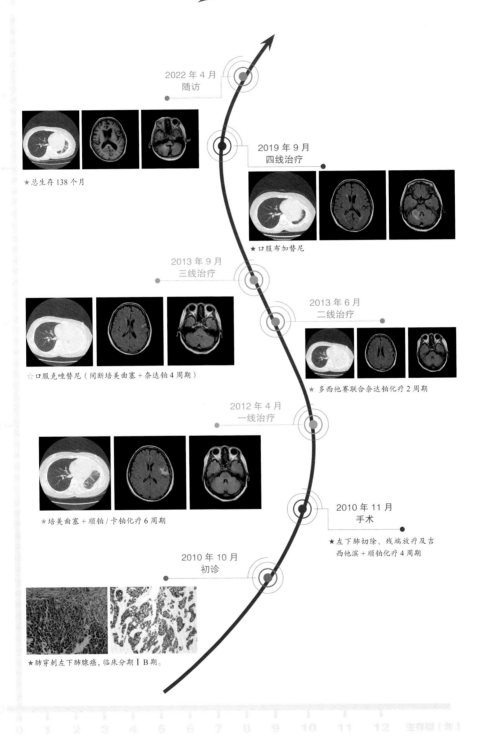

2022 年 4 月
随访

★总生存 138 个月

2019 年 9 月
四线治疗

★口服布加替尼

2013 年 9 月
三线治疗

2013 年 6 月
二线治疗

☆口服克唑替尼（间断培美曲塞 + 奈达铂 4 周期）

★多西他赛联合奈达铂化疗 2 周期

2012 年 4 月
一线治疗

2010 年 11 月
手术

★培美曲塞 + 顺铂 / 卡铂化疗 6 周期

★左下肺切除、残端放疗及吉
西他滨 + 顺铂化疗 4 周期

2010 年 10 月
初诊

★肺穿刺左下肺腺癌，临床分期ⅠB 期。

0　1　2　3　4　5　6　7　8　9　10　11　12　生存期（年）

靶向治疗创造生存奇迹

不惧病魔　勇敢做自己

读了这位患者十二年的抗癌之路，能深刻体会到患者作为一名普通的年轻妈妈对抗病魔的勇气和面对生活的乐观。在整个治疗过程中，患者不仅积极地配合治疗，还自主独立地去学习肺癌治疗的相关知识。当我们看到患者一路上经历了种种的坎坷与磨难，还是有很多感慨以及值得思考的地方。

从发现肿瘤开始，患者的情绪得到了医生的理解与安抚，并且精准地诊断了疾病的分期和病理类型，同时为患者安排了手术。本以为手术可以带来治愈的效果，但是在术后发现残端阳性并做了术后的辅助放化疗，更不幸的是患者在术后很快出现了脑转移等多发转移并再次接受了放化疗，这对患者的治疗信心是沉重的打击。但是可以看到患者依旧在积极乐观地接受治疗。

或许上天也怜悯这位坚强的女子，在其放化疗治疗取得进展后检测出了"钻石突变"中的 ALK 突变，ALK 患者在接受靶向治疗后的中位 OS 很长，截至目前 ALK 靶向药物也给予了这位患者近 9 年的 PFS。其中值得我们留意的是，患者在接受克唑替尼和布格替尼治疗时，会间断地出现缓慢进展，而患者在配合化疗方案的同时继续服用 ALK 靶向药物治疗，均达到了生存获益，真正地把一个 ALK 靶向药的疗效用到极致。

随着越来越多的 ALK 靶向药物的研发和上市，我们相信只要这位患者继续保持坚强的内心和不惧病魔的勇气，她还将拥有更长的生命和更好的生活质量。

中国科学院大学肿瘤医院/浙江省肿瘤医院　娄广媛

患癌 11 年
我每步都踩上了幸运

📋【病例档案】女　56岁　抗癌 11 年

⚕【治疗单位】广东省人民医院

🔍【关 键 词】靶向治疗；临床研究

最近我把我的微信头像换成了和爱人 2018 年出国旅游时，他给我拍的照片。照片上我穿着红色毛衣，利落短发已然灰白，侧着身体平静地望向窗外，湛蓝的天和碧蓝河水映衬下的尼亚加拉瀑布奔涌而下，连接美国和加拿大的彩虹桥静静矗立在河水之上。一张照片常常让我回神到那一个下午，一切是那么放松、美好而又充满着平淡的幸福，这也是我这几年的状态，我期待一直可以维持现在这种状态和感觉。我真没想到我能在确诊晚期肺癌后，活到第 11 个年头，连我的主诊医生杨衿记主任都说："你真是创造了奇迹。"

确诊：命运和我开了个玩笑

我想和大家聊聊我自己这些年走过的路，一来为了不能忘却的记忆，二来也想给和我遭遇到人生相同难处的人以鼓励。我是 1957 年生，和我同龄的人一定对我们那个年代不陌生。小时候经历过三年困难时期，好不容易工作了，想着自己在沈阳汽车零件工厂捧上了铁饭碗，没想到 20 世纪 90 年代初工厂就倒闭了，全员下岗。我只有一个儿子，当时孩子十几岁，为了挣他的学费，和爱人一起养活一

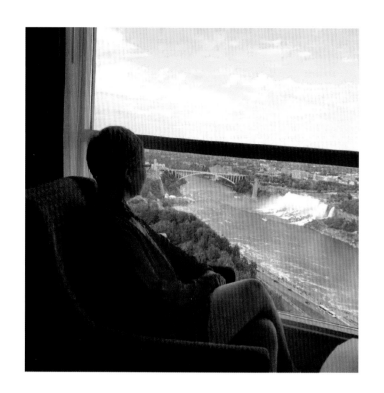

家，之后我从事过很多不同的工作，辗转多家私人企业打工，一路奔忙到了50岁能退休的年纪。办理完退休之后，我心想这一辈子的辛苦、操劳终于都熬过去了，没想到人生后半段的考验才刚刚开始。

2010年，退休后的第三年，我总感觉自己浑身乏力、无来由地心烦，扫地时冒出的虚汗提示着我身体可能出了问题，医生说我可能是到了更年期，这为我提了个醒，说明身体到了爱出毛病的时候，所以我也会时不时去足疗调理一下。

我是个爱旅游、爱热闹的人，喜欢老同学聚在一起聊天，也喜欢和爱人到公园去走走。2011年在同学聚会时，一个常见面的好友提醒我，看着我的脖子粗了一圈。之前没留意，经她一提醒，我伸手摸了摸脖子下面有两个挺大的疙瘩，还挺硬，心里有种不好的预感。去医院做了B超，医生让穿刺，我还开玩笑地说："穿刺多疼啊。"这时我还没想到等着我的还有比穿刺更难熬的结果。果不其然，等所有结果出来后，确诊为肺腺癌晚期，已经转移至左锁骨下淋巴结。

看到这个结果，老伴和儿子都很伤心，儿子立刻辞去上海的工作，准备回来照顾我、安慰我。反而是我一滴眼泪都没掉，因为我一直是家里那个照顾别人的人，也是一辈子都刚强的人。加上我这么大年纪，时不时就能听说身边的某某得了这种病，所以在听到确诊的消息时，我虽然惊讶却不沮丧。

因为当时我觉得可能只有 3 ~ 6 个月的存活时间，确诊的头两夜，我整夜不能寐，我在想我的身后事，还在想是否要听医生的话受尽痛苦地去做化疗。夜深人静躺在床上的时候，前半生的日子在眼前一幕幕像电影一样浮现。想的最多的是儿子。年轻时我工作忙，没时间照顾他，但却成就了他特别的自立和争气。一想起他小时候仰着小脸庞第一次喊我妈妈的样子，想起他考上大学拿到录取通知书时高兴地抱起我转圈的时刻，我想我还不能死，因为还没看到儿子成家立业的样子，我的任务还没有完成。

"既来之则安之，我得继续治疗！我要在老天留给我的这有限生命中过好每一天。"纠结了两天两夜，我决定和癌症杠到底。

化疗前，我再一次组织了同学聚会。因为知道化疗会让人头发掉光，我不想让他们见到我化疗后的样子。聚会时我没告诉亲爱的同学们我患癌的消息，可我却独自在心里默默地和他们一一"告别"。

治疗：在每一次超越自己的路上修行

传说中的化疗真是名不虚传，用药第二天头发就开始掉，还吃不下去东西，吃啥吐啥。人是铁饭是钢，为了治疗我吐完就漱漱口继续吃。吃不进去时我就用牛奶就着方糕，咬一口方糕喝一点牛奶使劲往下咽，这样坚持过了第一周期。第二周期后，走到公园门口就走不动了。第三周期后根本起不来，只能躺在床上。终于熬过 4 个周期，却在复查时发现左锁骨上的淋巴结反而增大了。医生非常遗憾地摇着头对我说："这个化疗方案对你无效，如果继续治疗只能使用放疗。"

说起放疗，我觉得伤害更大，所以很抗拒。我对老伴、儿子说："放疗我肯定不做，但我也不可能放弃，咱们再换家医院碰碰运气吧。"

于是，我们来到中国医科大学。正好有一项适合我的临床试验，医生问我们是否参加，我一直相信科学，也相信肿瘤治疗方式一定会有进步，所以我义无反顾地选择参加。经过基因检测发现我的基因没有突变，正好可以入组，这个消息让我本来熄灭的希望火焰再次燃烧起来。

2011 年，一种叫培美曲塞的化疗药物正在中国医科大学进行临床研究，我签署知情同意书。入组用药之后，奇迹好像发生在我身上——我的肿瘤缩小了。

2012 年，这一年我的情况一天比一天好，药物也没有让我有特别的不舒服。

随着春暖花开，我的肿瘤在药物的作用下缓解了，我们全家人的心情都好起来。对于我来说，每天早上我睁开眼，第一个想法就是"我还活着，真好！"老伴形容我是有病时打蔫，没病时开心，像个孩子藏不住病。

我们又开始了每天一次的小公园漫步，我还参加了公园合唱团，每天下午我都会去唱，也不管好不好听，就是大声唱。说来也奇怪，因为是肺癌，所以以前走路都喘得厉害，但唱了一段时间，我觉得肺活量明显变大了，呼吸都顺畅了。

培美曲塞治疗28个周期后，2013年8月我的淋巴结又肿起来了，CT检查示肺部病灶比以前增多增大，显示出了疾病的进展，所以只能出试验组了。医生说，后面的治疗方案只有大剂量的化疗加放疗。我考虑了好几天都没答应，因为那时是我有病以来身体状况最好的时候，身上有劲，仿佛回到了生病之前。

我觉得这两年入组临床试验真值，有了两年这么高质量的生活，让我来得及和所有人告别，我身边的同学、朋友也都知道我患了癌症，给了我温暖和继续治疗的勇气。所以我觉得已经够了，不用再治了。我拎着大包小包出院的时候，管床的医生见我还说你千万不要放弃，你还这么年轻，现在放弃太早了。

虽然我说不治，但没有放弃，还是在密切观察着我身体里肿瘤的动向，每隔三个月复查一次。在这个治疗的空窗期，我坚持锻炼身体提高免疫力，出现症状的时候会去吃中药缓解不适。到了2014年11月常规检查时发现，肿瘤又一次进展。因为自从不吃化疗药，我非常舒服，心情也非常好，我想到如果重新化疗的痛苦，生命没有质量也没有意义。所以我打算放弃，但儿子坚决不同意。

儿子这时候出了一个主意，"之前参加培美曲塞临床试验的时候，沈阳是分中心，主中心在广东省人民医院，咱们为什么不去那看看呢！说不定还有其他的临床试验。"开始我不同意，后来拗不过儿子，就踏上了南下求医之旅。

南下求医 7年36万公里

2014年12月12日，我们一家第一次来到广东省人民医院，我记得我的内心全被希望所带来的紧张占据。在这里遇见了我的主治医生杨衿记主任，他看了我以前用过的药，和我说我的病目前临床上没有什么有效的方式，建议入院穿刺活检、送病理、基因，看看有没有其他发现。由于有了上次在沈阳参加广东省人民医院牵头的肺癌多中心临床试验成功经验，这次我都没和老伴他们商量，就和杨主任说：

"我同意。"

入组前进行了肺脏穿刺，病理结果显示未见明显异常，很长时间没做过穿刺了，这个结果让我很高兴。1月15日又来做了胸腔镜，显示肺腺癌，并进行了基因检测。结果出来前，我很忐忑，因为这决定着我能否参加临床试验。等结果同时，老伴儿带着我和儿子，第一次去了海南。

回广州之后，拿到结果，杨主任指着其中一项对身边的大夫说："是钻石突变，可以入组。"我连忙问："什么是钻石突变，是好的吗？"杨主任笑着说："这说明你很幸运，肺癌患者中只有3% ~ 8%属于*ALK*基因突变，目前我们这个临床试验塞瑞替尼是针对*ALK*基因突变患者，你入组后可以免费用。"

就这样，我又一次用到了临床上还没有的药，我还知道了一个新的名词——靶向治疗。护士告诉我，这种药物只针对肿瘤，对其他好器官不良反应小，事实也是如此。我从2015年4月用靶向药治疗，开始在医院附近租房住，一周一次治疗和检查。三个月后就是28天一次，这之后的7年中，我就开始了广州和沈阳往返36万公里的治疗之旅。

我每次去广州之前都觉得特别兴奋，因为杨衿记主任团队对患者特别好，并且特别专业，我去了那里特别安心。2015年底，吃靶向药的第八个月，我的右肺发现了结节，这可让我慌了神，因为如果是复发就需要出组。所以杨主任团队对这件事非常重视，那天晚上他们组织专家对着我的病理片子研究到晚上9点，因为我第二天要返回沈阳，研究完后，杨主任非常大胆地决定让我继续吃药，而且让他们科的护士把药给我送到了我住的旅店。那时已经是晚上10点多了，护士还是个小姑娘，这件事让我非常感动。

到了2016年，因为这个结节生长迅速，所以杨主任决定帮我做手术切除，结果是个良性肿瘤，我后来想如果在其他医院出现结节可能就让我出组了，但因为杨主任团队对患者疾病准确地把握、高明的医术让我再次受益。

现在，我的儿子已经结婚了，我也更会享受生活了，这几年我和老伴多次去了国外旅游。现在我感觉非常幸福，有那么多爱我的人，我也还有能力去照顾我90多岁的老父亲，尽一点我的孝心。希望医学发展再快些，让我还能一直这样幸福下去。

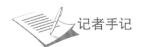
听着电话那头王女士像讲一位故友的事情一样，缓缓地讲述自己身上发生的事，我始终眼中噙着泪水，一半心疼、一半感动。为她的乐观豁达，也为她生死看淡后，朝着命运的嫣然一笑的智慧。

医院病历上的寥寥数语无法概括与癌症斗争的患者，她们的心理、她们的家庭，甚至都无法反映她们诊治经历的细节。每一个成功抗癌的人背后都是一本厚重的书，翻开他们的人生之书，也感受着她们在肿瘤治疗过程中的喜与悲，看到治疗与不治疗之间的痛苦纠结，看到抗肿瘤治疗有效时的喜悦、没有更好的治疗方式时的无助。

一个半小时的采访，让我体会到患癌的王女士和患其他疾病的人有着不一样的金钱观、生死观、家庭观、友情观，这也是这场跨越生死的疾病带给王女士的宝贵财富。采访结束后，我的心情久久不能平静，想赶快把她破釜沉舟、乐观抗癌的故事告诉更多的人，像她希望的那样，可以给正在这条抗癌路上艰难行走的人以力量。也可以照亮更多人的人生路。

另一个特别深的感受，是我对临床试验的感觉，以前在指南中常常会看到有建议患者参加严格设计的临床试验的推荐。对这一点一直不太理解，但结合王女士经历的故事，我看到了临床试验带给本已经走投无路的患者的获益。他们可以参加临床试验，延长生存期，直到更好的药物在临床中出现，再延长生存期。

（文/医师报融媒体记者　王丽娜）

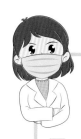

为什么要做穿刺？

专家：诊断性穿刺主要适用于身体出现肿瘤，但是又无法通过影像学检查明确其良性或恶性性质，比如甲状腺肿块、乳腺肿块，此时可以考虑采用穿刺，从而明确其良性或恶性肿瘤性质。

癌症为什么会导致淋巴结肿大？

专家：通常癌症引起淋巴结肿大是临床的常见表现，淋巴系统是恶性肿瘤侵袭、转移、扩散的主要途径之一，当机体受到恶性肿瘤侵害时，常会导致浅表淋巴结肿大或深部淋巴结肿大。

临床试验获益
诠释生命别样的意义

病历摘要 王女士于 2011 年在当地医院确诊：左下肺腺癌 cT4N3M1a（双肺）Ⅳ期，携带有 *ALK* 基因阳性，PS=1 分。一线治疗：含铂双药化疗，PFS=3.1 个月。二线治疗：培美曲塞单药化疗，PFS=30.2 个月。三线治疗：入组广东省人民医院肺癌研究所临床试验，口服临床试验药物塞瑞替尼治疗至今。截至 2022 年 5 月，患者一线治疗至今总生存 11.1 年。

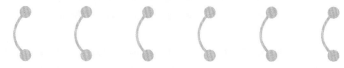

（一）基本情况

姓名： 王女士　　**性别：** 女　　**出生年月：** 1957 年 5 月

病理类型： 腺癌　　　　**驱动基因：** *ALK*（＋）

初诊诊断（AJCC7th）： 左下肺腺癌 cT4N3M1a（双肺）Ⅳ期[1]。

个人史： 无吸烟史、饮酒史。

既往史： 既往无特殊。

家族史： 否认肿瘤相关家族史。

（二）诊疗过程

主诉： 左锁骨上淋巴结肿大 10 余天。

2011 年 4 月 24 日患者因左锁骨上淋巴结肿大至当地医院就诊。当地医院胸部 CT 提示左下肺癌并双肺多发转移，行淋巴结活检提示淋巴结转移性肺腺癌。初诊诊断：左下肺腺癌 cT4N3M1a（双肺）Ⅳ期[1]。

一线治疗：

患者考虑诊断晚期肺腺癌，根据2011年NCCN指南[2]，患者一线治疗标准方案：含有铂双药化疗，当地医院予紫杉醇＋顺铂化疗4周期。2011年8月2日当地医院肺部CT提示左肺部病灶、左锁骨上淋巴结较前增大，疗效评价为PD(疾病进展)，PFS=3.1个月。

二线治疗：

患者一线治疗进展考虑诊断：左下肺腺癌 cT4N3M1a（双肺）Ⅳ期[1]，二线治疗时，当地医院予培美曲塞单药化疗28周期。2013年8月5日当地医院肺部病灶较前增多、增大，评估疾病进展，PFS=30.2个月。随后患者居家服用中药治疗，具体药物不详。2014年11月10日当地医院复查肺部CT提示左肺下叶规则结节，左侧胸膜增厚，左侧胸腔积液。当地医院疗效评价考虑为PD。

三线治疗：

2014年12月9日患者为进一步治疗，至广东省人民医院就诊。2014年12月10日行头颅CT及胸部CT检查提示头颅CT增强扫描未见异常，左肺下叶周围型肺癌并左肺及胸膜转移。于2015年1月15日再次取病理活检，行胸腔镜检查，肺组织送检病理：腺癌，行基因检测提示 *ALK*（IHC 法）阳性，考虑诊断：左下肺腺癌 cT4N3M1a（胸膜）Ⅳ A 期，*ALK* 阳性，PS=1 分。

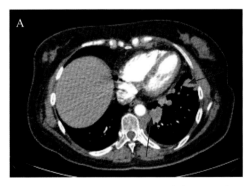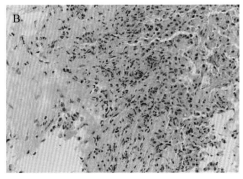

图 A. 左肺癌及胸膜转移（箭头方向）；图 B. 2015 年 1 月胸腔镜病理示腺癌

图 4-1 影像与病理诊断结果二

患者有入组临床试验意愿，签署知情同意书后，入组临床试验CLUSTER研究，口服靶向药塞瑞替尼治疗，规律复查胸部CT，最佳疗效评价为PR（缩小57%）。

2015 年 12 月 9 日复查胸部 CT 提示右上肺上叶尖段结节状密度增高影，周围肺野稍模糊，考虑炎症可能，建议随访，2016 年 5 月 24 日胸部 CT 提示右肺上叶尖段团块影，见毛刺征，大小为 25mm×29 mm，患者于 2016 年 6 月 2 日于广东省人民医院行胸腔镜下右肺上叶楔形切除术，2016 年 6 月 2 术后病理提示慢性炎症肿物。2020 年 12 月 1 日行胸部 CT，疗效评价考虑持续 PR。截至 2022 年 5 月，患者仍在继续服用该靶向药，该靶向药由广东省人民医院肺癌研究所提供，患者三线治疗 PFS=88.2 个月。患者从一线治疗至今，总生存期为 11.1 年，目前仍在随访中。

参考文献：

［1］Rusch VW, Asamura H, Watanabe H , et al.The IASLC lung cancer staging project: a proposal for a new international lymph node map in the forthcoming seventh edition of the TNM classification for lung cancer［J］. J Thorac Oncol, 2009, 4(5): 568-577.

［2］NCCN.The NCCN clinical practice guidelines in oncology (version 1.2008)［EB/OL］. Fort Washington: NCCN, 2008.

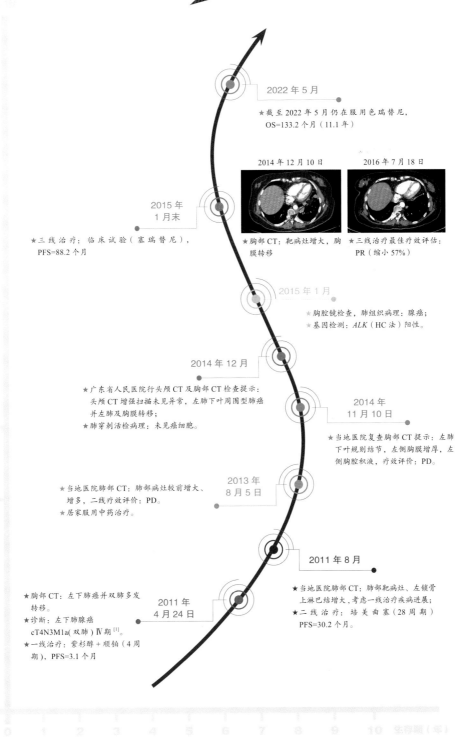

治疗时间轴

2022 年 5 月

★ 截至 2022 年 5 月仍在服用色瑞替尼，
OS=133.2 个月（11.1 年）

2014 年 12 月 10 日　　2016 年 7 月 18 日

2015 年
1 月末

★ 三线治疗：临床试验（塞瑞替尼），
PFS=88.2 个月

★ 胸部 CT：靶病灶增大，胸　　★ 三线治疗最佳疗效评估：
膜转移　　　　　　　　　　　PR（缩小 57%）

2015 年 1 月

★ 胸腔镜检查，肺组织病理：腺癌；
★ 基因检测：ALK（HC 法）阳性。

2014 年 12 月

★ 广东省人民医院行头颅 CT 及胸部 CT 检查提示：
头颅 CT 增强扫描未见异常，左肺下叶周围型肺癌
并左肺及胸膜转移；
★ 肺穿刺活检病理：未见癌细胞。

2014 年
11 月 10 日

★ 当地医院复查胸部 CT 提示：左肺
下叶规则结节，左侧胸膜增厚，左
侧胸腔积液，疗效评价：PD。

★ 当地医院肺部 CT：肺部病灶较前增大、
增多，二线疗效评价：PD。
★ 居家服用中药治疗。

2013 年
8 月 5 日

2011 年 8 月

★ 当地医院肺部 CT：肺部靶病灶、左锁骨
上淋巴结增大，考虑一线治疗疾病进展；
★ 二线治疗：培美曲塞（28 周期）
PFS=30.2 个月。

★ 胸部 CT：左下肺癌并双肺多发
转移。
★ 诊断：左下肺腺癌
cT4N3M1a(双肺) Ⅳ 期 [1]。
★ 一线治疗：紫杉醇 + 顺铂（4 周
期），PFS=3.1 个月

2011 年
4 月 24 日

0　1　2　3　4　5　6　7　8　9　10　生存期（年）

临床试验获益诠释生命别样的意义

山重水复疑无路　柳暗花明又一村

曾几何时，新药临床试验在中国患者眼里是自己被当作小白鼠一样的妖魔化存在，直到越来越多的患者看到自己从临床试验中获益，情绪才从"惊吓"逐渐变成"惊喜"。王女士无疑是幸运的，如她自己所说每一步都踩到了点上。我们身边不乏这样的幸运者，在对的时间遇到对的人，在合适的时机做正确的事。王女士的幸运在于她选择了对的医院，遇到了对的医生，做对了参加临床试验的选择，选对了分子靶向治疗药物。冥冥中一切偶然中又是必然。

中国肺癌精准医疗之路始于靶向，靶向治疗的里程碑始于 IPASS 研究，而该研究恰恰是王女士就诊的杨教授所在团队率先在中国开展的。从 EGFR 到 ALK，再到后来的 ROS1、MET、BRAF、RET、NTRK 等一系列靶点的发现，每个靶点一代、二代、三代药物的研发，现在的患者面临的是选哪个更好的幸福烦恼，而那个时代的患者面对的则是无药可选的苦涩无奈。彼时虽然我们一只脚已经踏入了精准医疗的大门，但是分子靶向治疗药物要么价格昂贵高不可攀，要么受限于审批制度在经历冗长的流程。能够提前数年用到分子靶向药物，并且可以免费一直用到耐药的唯一途径，就是参加新药临床试验。细数身边长期生存的患者，尤其是 ALK 基因突变的，基本都是伴着 ALK 靶向药物在中国开展临床试验的轨迹，亦步亦趋踩点过来的。幸运的患者在一代耐药后，入组二代，二代耐药后入组三代，"免费的午餐"一吃十余年。作为受试者，患者获得了长期生存，免于了经济压力，同时提供了研究数据，造福了更多患者。他们是幸运的，也是伟大的。所谓双赢或者多赢，这也算是从生命角度的阐释吧。

中国的新药临床试验，在广东省人民医院吴一龙院长、杨衿记教授团队为代表的一众专家十余年来不遗余力地推动下，变得越来越规范，越来越国际化。过去的二十年，我们经历了从化疗到靶向再到免疫的三级跳，诸多抗肿瘤新药实现了临床试验、适应证获批、纳入医保的三级跳，带来的是晚期非小细胞肺癌的五年生存率的三级跳，而这些都离不开新药临床试验的"推波助澜"。现在的肺癌患者无疑是幸福的，在既往临床试验数据的基础上，我们有优先的一线、二线、三线用药的推荐，在耐药后又可以匹配诸多的新药临床试验。如果有人形容上帝在为你关上一扇门的时候也会为你打开一扇窗，我想说中国医生可以给你打开一面窗，还是落地窗，面朝大海、春暖花开的那种。愿2050健康中国计划的长期生存的目标不再遥远，愿所有患者都能在对的医院遇到对的医生，在合理的时机选到适合的药物。

北京大学国际医院　汤传昊

成长是女人
一生中最重要的事

📋【病例档案】女　抗癌 11 年

⚕【治疗单位】黔南州人民医院、广东省人民医院

🔍【关 键 词】晚期肺腺癌；多发转移；八线治疗；靶向耐药；ROS1 融合

　　我一直认为自己是一个幸运的人，生病前，遇到我的爱人，组建了幸福的小家，生下可爱的女儿。20 多年来，在他们爱的包围下，活着的每一天都让我感到幸福。

　　没有人会一辈子岁月静好，无论我们经历什么，最终都能云淡风轻地回忆过往。

　　女人一生中最重要的是什么？每一个人都会从自己的经历中得出想要的答案。

用最简单的心，面对最复杂的病

36 岁，对于一个女人来讲是人生中最重要的阶段。36 岁那年，是我事业的高峰期，也是我人生的高光时刻，家庭幸福，女儿乖巧懂事。作为一名销售，我早已习惯了走南闯北，常年出差，忙碌中也无暇顾及自己的身体是否已经开始敲响警钟。

2011 年 6 月，我又独自踏上前往上海的火车。6 月的上海艳阳高照，热辣的太阳照射着世间万物，热情如我。完成培训工作后，我独自回到酒店休息，卸下疲

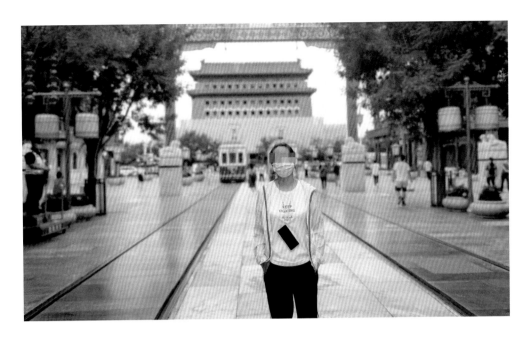

惫的外壳，想要好好洗个澡，彻底放松一下。洗澡时，我无意间咳了几声，发现有鲜血从口中咳出，以为是几日的培训，身体太累了。我又咳了几声，才确定手中的是鲜血，心里不由咯噔了一下。说实话，当时很慌、很怕，但没敢多想，立刻告诉爱人后，他劝我还是赶紧去当地医院看一下，不要忽视。

到了医院，医生得知我的基本情况后，就安排尽快做 CT 检查，结果出来后，确定在我的右下肺长了一个肿物。拿到这个结果，医生当时没有下结论，因为还不知道究竟是良性还是恶性。但从他的言语和神情中，我感觉到了并非是简单的肿物，我不敢想，也不愿想它究竟是啥。医生让我先回贵阳进行病理检测，才能进一步确诊。

那一次，从上海回贵阳的路显得格外漫长。一路上我想了很多，我虽然外表泰然自若，但内心早已千军万马。一路上有一个刻在脑子里的声音一直挥散不去，它问我"如果真的是癌症，你该怎么办？往后的生活你要怎么面对？"

癌症就是这样的，她来的时候悄无声息，却蕴藏着巨大的杀伤力，大到可以瞬间毁灭你原本平静的生活，然后再将你打得支离破碎。

多年的销售工作，早已经将我变成雷厉风行的女子，无论是工作还是生活中遇见各种各样的难题，我都是通过不断地寻找解决方案来化险为夷，这已成为我的惯性思维，一路上我想了很多治疗方案，想了如何为家庭降低伤害。回想起来，我真的庆幸自己能拥有这份清醒与坚强。

回到贵阳后，在贵阳医学院做了支气管纤维镜和相关肿瘤标记物的检测后，病理结果出来后，不出所料，我被确诊为晚期肺癌。这比我料想的结果还要严重百倍。也许是早已做好了心理准备，拿到这份结果后，我却表现得异常平静，也许平静的背后更多的是无可奈何和悲痛。我才36岁啊！我的女儿才9岁！我真的不甘心啊！晚期癌症都会被"判刑"，后来从爱人的口中得知，我被判了一年。

癌症，只要你没有直面过，谁也不知道该怎么办。那段日子，家人们轮流照顾我，9岁的女儿也变得超出她这个年龄段的懂事，但是我非常清楚，自己能做的只有在没有更好的办法中，找到适合自己的办法。简单地收拾好悲伤的心情，我踏上了漫长的抗癌之路。

在肿瘤面前，我看到了最真实的爱

晚期肺癌，加上多处转移，医生告诉我已经不能手术了，只能接受化疗，也就是保守治疗。我很清楚，肿瘤不能手术对我意味着什么，这颗瘤子相当于安装在我身体里的"定时炸弹"，如果化疗效果不好，随时都可能爆炸。

从2001年12月开始接受化疗，我全面停止了手头上的工作，推掉了不必要的社交。既然逃不掉，那就一心一意接受治疗。我知道，既然选择了在当地治疗，就要相信医生的水平，就要做好长期斗争的准备。

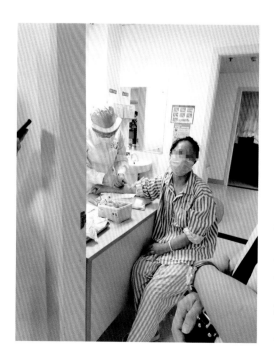

每到治疗的日子，我都准时前往黔南州人民医院肿瘤科，护士也会提前帮我约好各种检查，节省了很多不必要的时间。同时也可能是自己身体还不错，并没有因为生病而终日卧床。相反，生活中我依然尽着作为女儿、妻子、母亲的不同角色的责任，只要身体允许，很多事都是亲力亲为。可能是因为年轻，化疗的不良反应对我影响不大，只是头发脱落了，我每次出门都会简单修饰一下，并不影响整

钻石蜕变 十年磨一剑

体形象。

我认为自己是一个简单的人，所以想法也比较简单，我想要的不多，得病以来我唯一的愿望就是能多陪家人一天，自己多活一天，我就很满足。

习惯成自然，三年的时间，早已让我适应了作为一名晚期肺癌患者这个身份。但是好景不长，前前后后更换了六种不同的化疗方案。就这样，我熬过了最初三年的化疗阶段，但医生已经很明确地告诉我，肿瘤再次进展了，目前适合我的药物已经全部用完了，我陷入了无药可用的境地。

2015 年，我从医生那里第一次听到靶向治疗，知道靶向治疗与化疗不同，可以更有针对性地打击肿瘤。我之前没有接触过，但一听到有效，我被浇灭的心似乎又复燃了。由于我的肿瘤的生长属于分散性，没有足量的标本做基因检测，但医生告诉我，我的特征非常符合 *EGFR* 基因突变（女性、亚裔、腺癌、非吸烟者），可以先试试靶向药的效果。2015 年，我踏上了靶向治疗的漫漫长路。

服用两个月的吉非替尼后，自我感觉没有效果，CT 的复查结果也证实了我的猜测，也就是说，我不属于 *EGFR* 突变的类型，这款药对我没效果。

于是，我转向抗血管生成药物联合化疗的方案，中间还服用过阿帕替尼，也没有效果。总之就是能想的办法我都尝试了，但是这枚"定时炸弹"真的太狡猾了，就是让你刚看到一点希望，立马就又被打入深渊，不断地消磨我的意志力，感觉自己要枯竭了。

这次连贵阳的医生也没办法了，建议我去广州。我知道北上广的治疗理念和技术更先进，这么多年我一直没有选择去外地就医，也有多方面的考虑。摆在我面前的难题有很多，但费用一定是第一位的，这几年家里基本上已经被我掏空了。靶向药物十分昂贵，每个月就需要好几万元，那一刻我真的想放弃了。

但是，好在我的家人从来没有放弃过我，他们一直鼓励我、支持我，给我希望，尤其是我的爱人，我虽然患病很不幸，但能遇见这样的好男人，我真的很有福气。

上天让我生这场病，也许是让我遇见更好的人

2017 年年初，我来到了广东省人民医院，见到了杨衿记主任。我早已听说杨主任是中国肺癌领域的知名专家，尤其是在肺癌精准靶向治疗领域建树颇丰，他治疗过的患者都属于疑难病患者，很多人都是陷入无药可用后，再次找到了适合

的方案。

记得第一次见到杨主任时，和我想象中不一样，他表情严肃，但说话却又有几分可亲，没有大专家的压迫感。交谈中，我在默默地观察他，我知道他也在观察我，此时此刻我更像是位新患病的人，他对我说："你的病情我已经很清楚了，晚期肺癌能活这么久，你真的很了不起。鉴于目前的病情，我们还有好的办法，你只要好好地配合，我个人觉得你还有很大的希望活得更好。说完，他还下意识地拍了拍我的肩膀，我的眼泪"唰"地一下淌下来了。

8月份再次回到广州，肿瘤的基因检测报告出来了，报告结果为 *CD74-ROS1* 融合基因突变。拿到结果后，医生告诉我国内有专门针对这个靶点的靶向药物，叫克唑替尼，疗效很好，但当听到国内正版药物的价格时，我不禁苦笑了，当时一个月需要 5.4 万元。这个数字对我来讲根本无法承受，我想都不敢想，准备回家接着吃中药。

也许命运就是这样，它把你抛向谷底的时候，又偷偷地给了你一丝丝光亮，就这束光让我从绝望中看到了一点点希望。说来也巧，我爱人的朋友在香港可以购买到印度版克唑替尼，据说和正版药物的疗效一样，但很便宜，每个月只需要 1 万元。

2017 年，这款药我用了一年多后，国家医疗保障局就传来好消息，将正版克唑替尼纳入医保报销范围，报销后价格从 5.4 万元降低到 1 万元，后来变为 5000 元，

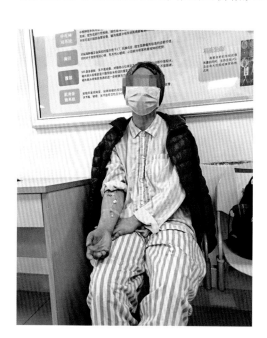

我终于能吃得起了。正式服用正版克唑替尼后，我感觉自己的生活质量大幅提高，之前每天都需要戴氧气瓶才行，使用克唑替尼后，吸氧的时间都减少了。我曾经一度认为，如果能坚持吃药，这个病就能"治愈"了。这几年，在国家对抗肿瘤药物加速审批的政策的红利下，很多昂贵的肿瘤靶向药纳入了医保的报销范畴，老百姓吃不起的药物现在基本能负担起。

但迎接我的是更严重的问题——靶向耐药。

一年后，我的肿瘤病灶再次增多，医生反复给我讲耐药的原理，说这是每个服用靶向药物的患者都必须面对的问题，谁都无法回避，这也是医学界的难题。后来，再次服用针对 ALK 及 ROS1 融合的二代国产靶向药，它属于第二代药物。但是好景不长，不到三个月，肿瘤病灶再次增大。靶向治疗这条路，我似乎已经看到尽头了。

"认命"这个词，这一刻我算是真的理解它的含义了。36 岁患癌要认命，不能手术要认命，无药可用更要认命……我知道，这一刻我还得继续认命，但这种认命并不是消极悲观，而是让我理性面对现实，改变自己能改变的，接受自己不能改变的。

12 年的时间，我终于找到了答案

我再次回到了我的老地方——黔南州人民医院。开始接受了化学治疗。据医生介绍，目前化学治疗在肿瘤治疗中疗效很不错，有很多循证医学证据支持，建议我可以尝试一下。2020 年年初，我开始接受治疗。

经过了 11 个周期的化学治疗，我的病情保持得很稳定。这期间，让我一度以为奇迹就要发生了。家人们也和我一样，多年紧绷的神经好不容易能松一松。这段时间我也思考了很多问题，对婚姻、家庭、人生、子女的问题思考得比较多。回想刚刚得知生病那年，女儿才九岁，当年我想能陪着她小学毕业就知足了，如今她已是亭亭玉立的大学生了。转过头来看，似乎我的人生困惑已经找到了最好的答案。什么是最好的幸福？这个永恒的问题，也许在这段长达 12 年的经历中，已经告诉我答案了。

2021 年年底，在一次常规复查中，医生发现我的肿瘤不仅增大，而且还发生了严重的脑转移，只不过没有长在脑子的要害部位，目前还没有影响生活。这一次我没有哭，我知道，即将迎接我的无论是惊涛骇浪，还是化险为夷，我都可以接受，都能接受。因为我有一颗坚强的心，我有爱我的家人和朋友。

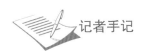 记者手记

由于疫情原因，失去了本该和陆大姐面对面采访的机会，我在电话这头听着她娓娓道来的声音，常常陷入沉思。我想一个真正坚强且柔软善良的人声

音就是这样的。

从她的故事中，让我彻底地理解了这世界上没有长生不去、长聚不散，所有的人都会经历生老病死的痛苦过程，当我们意识到自己脚下的路随时都会踩空时，还会执着什么呢？

人生没有假设，当下即是全部，而我们很难接受这一点。得病的人总是感觉被上天亏待了，仿佛另有一个更合理更美好的人生还没来得及与自己重逢。我们无法随遇而安、难于转换心态时，当下所能做的无非就是心怀感激、接受人生罢了。

（文/医师报融媒体记者　秦苗）

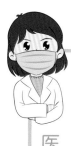

医学小贴士

1 **肿瘤标志物：**肿瘤细胞产生和释放的某种物质，常以抗原、酶、激素等代谢产物的形式存在于肿瘤细胞内或宿主体液中，根据其生化或免疫特性可以识别或诊断肿瘤。

2 **纤维支气管镜：**纤维支气管镜的检查，主要是诊断患者存在着哪种具体的上呼吸道疾病，然后才能对症治疗。对呼吸系统疾病诊断及治疗的重要性，是利用支气管镜经口腔、咽喉到气管、支气管，直接诊断和治疗气管和支气管疾病的一种诊疗技术。

多线治疗后
我与生命共同起舞

病历摘要

　　患者中年女性,诊断晚期肺腺癌,携带有*CD74-ROS1*阳性,PD-L1(22C3):50%。一线:含铂双药化疗,PFS=44.6个月;二线治疗:伊立替康+洛铂+恩度,PFS=2.0个月;三线治疗:培美曲塞+洛铂+恩度,PFS=4.0个月;四线治疗:阿帕替尼;五线治疗:克唑替尼,PFS=30.3个月;六线治疗:临床试验,针对*ALK*及*ROS1*融合的二代靶向药物,PFS=4.5个月;七线治疗:培美曲塞+贝伐珠单抗,PFS=11.6个月;八线治疗:卡铂+紫杉醇(白蛋白结合型)+贝伐珠单抗+替雷丽珠单抗,PFS=1.6个月;九线治疗至今:Lorlatinib。患者接受一线治疗至2022年3月,OS=10.8年。

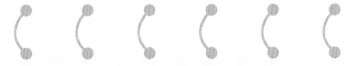

(一)基本情况

姓名: 陆女士　　　**性别:** 女　　　　**出生年月:** 1975年8月

病理类型: 腺癌　　　　**驱动基因:** *CD74-ROS1*(+)

初诊诊断(AJCC7th): 右下肺腺癌[cT4N2M1b(胸膜、多发骨)Ⅳ期][1]。

个人史: 无吸烟、嗜酒史。

既往史: 既往史无特殊。

家族史: 否认肿瘤相关家族史。

（二）诊疗过程

2011年6月因"咯血"就诊于上海某医院，行胸部CT检查提示右肺部肿物。随后前往贵阳某医院完善纤维支气管镜检查病理确诊为腺癌。诊断：右下肺腺癌［cT4N2M1b（胸膜、多发骨）Ⅳ期］[1]

一线治疗：

2011年12月15日患者至当地医院予含铂双药化疗：多西他赛+顺铂化疗2周期，疗效评价为SD。随后当地医院调整治疗方案为：吉西他滨+顺铂化疗5周期，疗效评价为SD。随后再次调整治疗方案：培美曲塞+顺铂化疗4周期，最佳疗效评价为PR。2013年5月改为培美曲塞+奈达铂化疗4周期，最佳疗效评价为PR，培美曲塞维持13周期。2014年12月因痰中带血再次至当地医院就诊后，当地医院再次给予培美曲塞+洛铂化疗2周期，随后改为吉西他滨+洛铂化疗6周期，最佳疗效评价为SD。2015年6月自行服用吉非替尼（针对*EGFR*治疗的靶向药）治疗2个月，2015年8月15日复查胸部CT，疗效评价为疾病进展，PFS=44.6个月。

二线治疗：

患者晚期肺癌，在一线疾病进展后，于2015年9月13日在当地医院就诊，当地医院调整化疗方案为伊立替康+洛铂+恩度化疗3周期后，2015年11月复查胸部CT提示靶病灶增大，当地医院疗效评价为疾病进展，PFS=2.0个月。

三线治疗：

2015年12月患者三线治疗方案调整为培美曲塞+洛铂+恩度化疗，治疗3周期。2016年2月口服吉非替尼2月，当地医院复查胸部CT提示疾病进展，PFS=4.0个月。随后自行在家中予中药治疗。

四线治疗：

2016年11月至当地医院就诊，当地医院考虑患者多线治疗后，予口服阿帕替尼靶向治疗，出现Ⅲ度手足综合征，遂继续予减量口服治疗，2017年8月复查胸部CT提示靶病灶增大，疗效评价为疾病进展，PFS=9.0个月。

2017年8月10日患者为进一步治疗至广东省人民医院就诊，入院后查肿瘤指标：CEA 256.2 ng/mL，非小细胞肺癌相关抗原2.2 ng/mL，神经特异性烯醇化酶8.7 ng/mL。2017年8月胸部CT提示右肺肺癌并双肺部多发转移改变，考虑双肺癌性淋巴管炎，T1低密度影，考虑转移可能。遂于2017年8月11日行CT引导下经皮肺穿刺活检，肺组织活检病理：浸润性腺癌，免疫组化：VEGF（+）；

PD-L1（SP142）（−）；PD-1（MRQ-22）（−），送检基因检测 NGS：*CD74-ROS1* 融合。

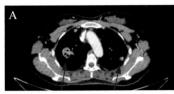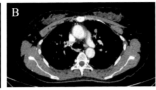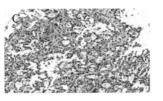

图 A. 右肺占位，双肺转移（箭头方向）；图 B. 肺门淋巴结肿大；图 C. 肺组织病理：腺癌

图 5-1　影像与病理诊断结果三

五线治疗：

患者已是多线治疗后，此时诊断：右肺腺癌 cT4N2M1c（胸膜、多发骨）Ⅳ B 期[2]，携带有驱动基因 *CD74-ROS1* 融合。根据 2017 年 NCCN 指南[3]已将克唑替尼作为治疗 *ROS1* 融合的靶向药，患者于 2017 年 12 月 1 日开始口服印度版"克唑替尼"，2019 年 3 月 15 日改为正版克唑替尼，外院完善胸部 CT，疗效评价为 PR。定期复查 CT，疗效评价为维持 PR。2020 年 6 月 9 日复查 CT 提示右下肺病灶较增多，疗效评价为 PD。于 2020 年 7 月 8 日再次行肺穿刺活检送检病理，病理提示腺癌，PD-L1（22C3）：50%。肺穿刺组织送检 NGS：*CD74-ROS1* 融合，血液 NGS（阴性）。PFS=30.3 个月。

六线治疗：

经筛选后，患者符合入组临床试验研究，2020 年 7 月 31 日患者自愿加入一针对 *ALK* 及 *ROS1* 的国产二代靶向药的临床实验研究，患者口服该二代国产靶向药治疗 80mg 每日一次，目前该研究尚未公布数据。2020 年 8 月 27 日复查胸部 CT 提示略缩小的 SD（缩小 8%）。2020 年 10 月 22 日复查胸部 CT 提示疗效评价维持 SD，癌性淋巴管炎较前好转。2020 年 12 月 17 日复查 CT 提示右上肺原发灶同前相仿，右中肺转移灶明显增大，癌性淋巴管炎较前加重，考虑疾病进展。PFS=4.5 个月。

七线治疗：

2020 年 12 月 29 日—2021 年 1 月 26 日，患者返回当地黔南州人民医院行第 1、2 周期培美曲塞 + 贝伐珠单抗，当地医院复查，疗效评价为 SD。

2021 年 3 月 1 日、2021 年 3 月 31 日行第 3、4 周期培美曲塞 + 贝伐珠单抗，疗效评价为 SD。2021 年 4 月 22 日、5 月 27 日行第 5、6 周期培美曲塞 + 贝伐珠单抗治疗，疗效评价为 SD，随后给予 11 周期培美曲塞＋贝伐珠单抗化疗，最佳疗效评价为 SD（缩小 14.6%）。

2021 年 11 月 18 日胸部 CT 提示右肺肺癌合并双肺转移、癌性淋巴管炎、阻塞性肺不张，原发灶较前增大，癌性淋巴管、双肺及胸膜转移灶较前增多，肺内转移灶较前增大。右侧少量胸腔积液，较前稍增多。多发胸腰椎体、左肩胛骨及左侧第 1 肋骨转移，较前相仿。2021 年 11 月 19 日头颅 MRI：①结合病史，考虑脑实质多发转移灶，病灶较前增多、增大；②双侧额叶白质区、半卵圆中心、侧脑室旁区多发腔隙性脑梗死。当地医院疗效评估为 PD，PFS=11.6 个月。患者为进一步治疗，2021 年 11 月再次至广东省人民医院就诊，2021 年 12 月 01 日行肺组织穿刺活检，免疫组化：TTF1（++），NapsinA（+++），CK（+++），CK5/6（-），P40（-），P63（-），考虑浸润性腺癌。2021 年 12 月 2 日行腰椎穿刺术，脑脊液未查见肿瘤细胞。

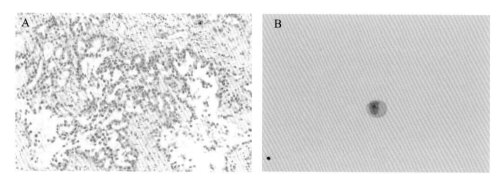

图 A. 肺组织病理：腺癌；图 B. 脑脊液病理：未见肿瘤细胞

图 5-2　组织病理结果

八线治疗：

患者晚期肺腺癌，经过多线治疗后，PD-L1（22C3）50%，靶向治疗、含铂双药化疗失败后，考虑诊断：右下肺腺癌［cT4N2M1c（胸膜、多发脑、多发骨）ⅣB 期］[2]。故患者在八线治疗中，挑战化疗＋抗血管生成和免疫治疗，于 2021 年 12 月 7 日、2021 年 12 月 30 日行免疫联合化疗＋抗血管生成：卡铂＋紫杉醇（白蛋白结合型）＋贝伐珠单抗＋替雷丽珠单抗，2022 年 1 月 25 日胸部＋上腹部 CT 提示右肺肺癌合并双肺转移、癌性淋巴管炎、阻塞性肺不张，原发灶较前增大，癌性淋巴管、双肺及胸膜转移灶较前增多，肺内转移灶较前增大、增多。右侧少量胸腔积液，较前略增多。多发胸腰椎体、胸骨、左肩胛骨及左侧第 1 肋骨转移。

疾病评价为 PD（增大 27.9%）。头颅 MRI：颅内多发转移瘤（最大约 13 mm × 11 mm），较前增多、增大。PFS=1.6 个月。

九线治疗：

患者经过多线治疗后，诊断晚期肺腺癌伴有脑转移，携带有 *CD74-ROS1* 融合，既往曾予靶向治疗、化疗、免疫治疗。2021 年 NCCN 指南[4] 推荐对于携带有 *ROS1* 融合患者，在脑转移发生后，可选择给予三代靶向药 Lorlatinib 进行治疗，但目前 Lorlatinib 针对 *ROS1* 阳性肺癌研究正在广东省人民医院肺癌研究所开展。国外针对洛拉替尼治疗的一项多中心、单臂的 Ⅰ / Ⅱ 期临床试验研究[5] 公布数据显示，对于既往未接受克唑替尼治疗的人群，其颅内治疗疗效的客观缓解率达到 64%，而对于既往只接受过克唑替尼治疗的人群，其颅内治疗疗效的客观缓解率有 50%。患者已于 2022 年 2 月 9 日开始行 3 代靶向药治疗，截至 2022 年 3 月，患者仍在口服靶向治疗。PFS=1.2 个月。

截至 2022 年 3 月，患者 OS=10.3 年。

参考文献：

［1］ Rusch VW, Asamura H, Watanabe H , et al.The IASLC lung cancer staging project: a proposal for a new international lymph node map in the forthcoming seventh edition of the TNM classification for lung cancer［J］. J Thorac Oncol, 2009, 4(5):568-577.

［2］ Travis WD, Asamura H, Bankier AA, et al. International Association for the Study of Lung Cancer Staging and Prognostic Factors Committee and Advisory Board Members. The IASLC Lung Cancer Staging Project: Proposals for Coding T Categories for Subsolid Nodules and Assessment of Tumor Size in Part-Solid Tumors in the Forthcoming Eighth Edition of the TNM Classification of Lung Cancer［J］. J Thorac Oncol, 2016, 11(8):1204-1223.

［3］ Ettinger DS, Wood DE, Aisner DL, et al. Non-Small Cell Lung Cancer, Version 5.2017, NCCN Clinical Practice Guidelines in Oncology［J］. J Natl Compr Canc Netw, 2017, 15(4): 504-535.

［4］ Ettinger DS, Wood DE, Aisner DL, et al. NCCN Guidelines Insights: Non-Small Cell Lung Cancer, Version 2.2021.［J］. J Natl Compr Canc Netw, 2021, 19(3):254-266.

［5］ Shaw AT, Solomon BJ, Chiari R, et al. Lorlatinib in advanced *ROS1*-positive non-small-cell lung cancer: a multicentre, open-label, single-arm, phase 1-2 trial［J］. Lancet Oncol, 2019 , 20(12): 1691-1701.

🕐 **治疗时间轴**

2017 年 8 月 11 日

★四线进展：肺部 CT 提示：病灶增大并双肺转移，疗效评价考虑：PD。

2017 年 8 月

2017 年 8 月 11 日

★肺部 CT：右肺肺癌并双肺部多发转移；双肺癌性淋巴管炎可见。

★肺活检病理：腺癌。

2016 年 11 月

★四线治疗：阿帕替尼，PFS=9.0 个月。

2016 年 4 月
三线进展

★当地医院复查胸部 CT：PD。

2015 年 12 月

★三线治疗：培美曲塞 + 洛铂 + 恩度（3 周期），2016 年 2 月自行口服吉非替尼 2 月，PFS=4.0 个月。

2015 年 11 月
二线进展

★胸部 CT：靶病灶增大，疗效评价：PD。

2015 年 9 月 13 日

★二线治疗：伊立替康 + 洛铂 + 恩度（3 周期），PFS=3.0 个月。

2015 年 8 月 15 日
一线进展

★胸部 CT：靶病灶增大，疗效评价：PD。

2011 年 12 月

★一线治疗：含铂双药，最佳疗效评价：PR；
★2015 年 6 月，自行服用吉非替尼治疗 2 月，PFS=44.6 个月。

★胸部 CT：右肺部肿物；
★纤支镜活检：肺腺癌；
★诊断：右下肺腺癌 [cT4N2M1b(胸膜、多发骨) Ⅳ期]

2011 年 6 月

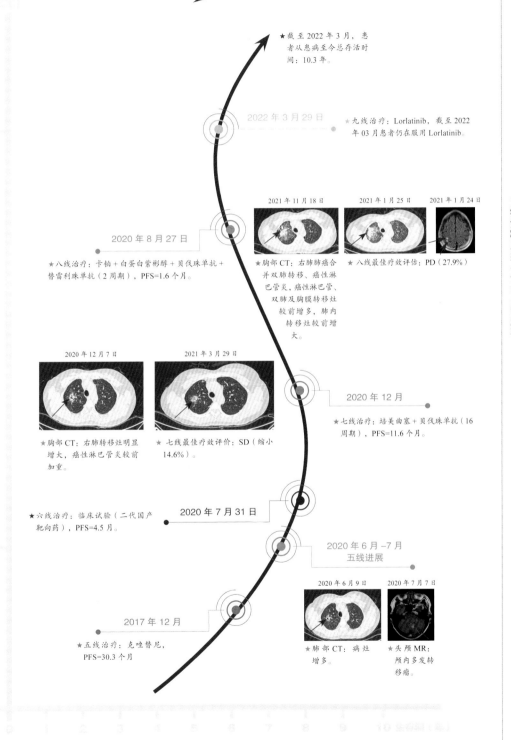

★截至 2022 年 3 月，患者从患病至今总存活时间：10.3 年。

2022 年 3 月 29 日

★九线治疗：Lorlatinib，截至 2022 年 03 月患者仍在服用 Lorlatinib。

2020 年 8 月 27 日

★八线治疗：卡铂＋白蛋白紫杉醇＋贝伐珠单抗＋替雷利珠单抗（2 周期），PFS=1.6 个月。

2021 年 11 月 18 日

★胸部 CT：右肺肺癌合并双肺转移、癌性淋巴管炎，癌性淋巴管、双肺及胸膜转移灶较前增多，肺内转移灶较前增大。

2021 年 1 月 25 日

2021 年 1 月 24 日

★八线最佳疗效评估：PD（27.9%）

2020 年 12 月 7 日

2021 年 3 月 29 日

★胸部 CT：右肺转移灶明显增大，癌性淋巴管炎较前加重。

★七线最佳疗效评价：SD（缩小 14.6%）。

2020 年 12 月

★七线治疗：培美曲塞＋贝伐珠单抗（16 周期），PFS=11.6 个月。

★六线治疗：临床试验（二代国产靶向药），PFS=4.5 月。

2020 年 7 月 31 日

2020 年 6 月 –7 月
五线进展

2020 年 6 月 9 日

2020 年 7 月 7 日

★肺部 CT：病灶增多。

★头颅 MR：颅内多发转移瘤。

2017 年 12 月

★五线治疗：克唑替尼，PFS=30.3 个月

感悟生命　感恩家人　感谢医者

　　读陆女士"成长是女人一生中最重要的事情"，了解她"多线治疗后仍与生命共舞"的历程，不得不感叹生命的珍贵、顽强和人性的伟大、光辉。36 岁的美好年纪却罹患了无法手术的晚期肺癌，命运对陆女士来讲是残酷的，但家人一直的陪伴和支撑，杨衿记教授和其他医者的精心救治，加上不幸中万幸的 *ROS1* 融合突变——被誉为肺癌突变中的"钻石突变"，使得患者的生存已经迈入了第 11 个年头，又为一个晚期肺癌患者创造了延长生存的奇迹。

　　回顾患者的病史，*ROS1* 融合是继 *ALK* 融合突变后的肺癌又一个预后好的分子病理亚型，而且有众多小分子靶向药物治疗。靶向药物在国内获得可及性之前，患者在当地医院充分接受了多线化疗及联合抗肿瘤新生血管的内皮抑素等治疗。进展后，又在家人的全力支持下，2017 年后开始的后半程治疗历程更加精彩。他们得到了跨省杨衿记教授及团队的精准个体化治疗，最重要的是找到了其突变的位点，后程的个体化靶向治疗更多的是结合了针对 *ROS1* 融合突变的分子靶向药物的精准治疗。不可否认，积极参与临床试验使患者有更多机会得以在多次病情进展后又得以控制。目前患者获益于临床试验中得到的最新三代 *ALK*、*ROS1* 抑制剂洛拉替尼的治疗。

　　这个过程中得益于杨教授团队专业严谨的诊断治疗策略和方法，找到开启"达芬奇密码"的钥匙；也得益于分子病理检测和 NGS 等技术平台的进步，开启了患者治疗历程中的第二个春天；更是得益于患者和家人信赖医者、不言放弃的努力结果。作为同行专家，我认为唯一的遗憾是如果能更早地在一线治疗时就发现融合突变，接受靶向药物治疗，是不是会更好？但生活中没有如果，检测的普及性低及药物的可及性差、自费负担重等也都是过去十余年的现实状况。

经历风雨见彩虹，虽然患者今后的肿瘤治疗路阻且长，我们祝愿在家人的倾情支撑和医者的鼎力相助下，患者在抗癌之路上继续创造生命的奇迹！

首都医科大学附属北京胸科医院　刘喆

人生最大的幸福
是被家人无条件地关爱

📋【病例档案】傅女士　女　72 岁　抗癌 11 年

🏥【治疗单位】中国科学院大学附属肿瘤医院（浙江省肿瘤医院／浙江省癌症中心）

🔍【关 键 词】靶向治疗；脑转移；多线治疗；ALK 突变

性格决定命运，知足常乐，我就是如此。一辈子没读过什么书，也不认识字，我这一生，只是承担一个传统家庭妇女该承担的责任。

家人的相处，是相互激发出爱的过程。我经历了中年丧子，老年和老伴双双患癌。我懂得了人活几十年，绝不可能一帆风顺，命运会给我们很多缺憾，接受它就好。

生命是很脆弱的，但人的意志力却能异常强大，我和老伴这十多年的抗癌路，家人给予我们的是无条件的爱。

在孩子的教育和培养上，我觉得言传身教比什么都重要。在孩子的成长过程中，最重要的是什么呢？我想，是善良、是独立、是具备战胜一切困难的勇气。

人生的各种角色都是尽人事，听天命

作为一名地地道道的农民，我的前半生都与土地为伴，过着日出而作、日落而息、简简单单的日子。我有一双儿女，我记得在他们小时候，每当庄稼收割完，到了晚上闲下来的时候，女儿和儿子躺在我的怀中，和他们在院子里一起数着满

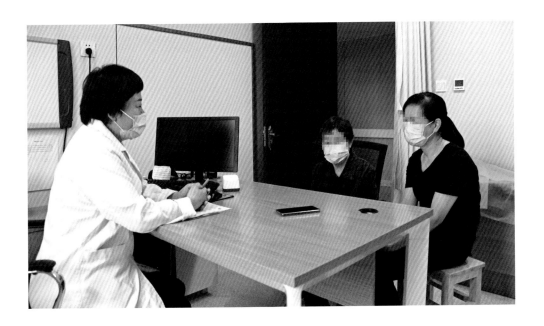

天的星星。那时看着他们稚嫩的笑脸，日子再苦再累也能瞬间化解。我们那一代人作为父母，总是想把最好的留给孩子们。

那时，我和老伴想给家里补贴家用，常常通宵干活，家里就剩下年幼的孩子。女儿特别懂事，作为姐姐自然也懂得帮助我们承担一些，从小就有着超出她那个年龄的担当和坚强。洗衣做饭、照顾年幼的弟弟，她都不在话下，也毫无怨言。

转眼间，孩子们都长大成人了，正好也赶上中国改革开放的最好时机，因浙江省杭州市的规划，我们举家拆迁后搬到了城里，眼看着日子在慢慢变好。但儿子在 21 岁那年重病去世，白发人送黑发人，是人生三大悲哀之一。

命运从来都不是一帆风顺的，总会给我们很多缺憾。之后的日子，在家人的鼓励和宽慰中，我们也慢慢从巨大的悲痛中走出来，想开了，心也大了，眼里的天空也就是蓝色了。

那段日子，我和老伴一心一意想要帮着女儿多分担一点，她自己要照顾两个年幼的孩子，还要帮助女婿打理生意。作为母亲，心疼她这么多年为大家庭的付出，能帮她尽量帮她。我和老伴主动承担起家里的事情，做好后勤保障工作，日子也算安稳。

2011 年 1 月，我莫名感觉到背部隐隐作痛，女儿和女婿带我到医院，做完 CT 后，医生告知我们情况不乐观，让我们赶紧去省肿瘤医院（中国科学院大学附属肿瘤医院）进一步检查。听到"省肿瘤"这个词的时候，我知道和癌症有关，但医生说也是猜测，需要进一步确诊才行。

无论在哪个时代，人人都谈癌色变，每个人面对癌症，除了害怕，更多的是无知。我回家告诉女儿，如果我真的是癌症也不怕。我活了大半辈子，死了没关系，但就是帮不上你们了，说完女儿"哇"的一声扑在我怀里。她告诉我："妈，您一辈子受了那么多苦，我再难也不能放弃治疗，早期的癌症，手术做完就能好。"

我和老伴躺在床上想了好几个晚上，治还是不治？治到什么程度就放弃？女儿看出了我的纠结，她坚定地认为，该做的治疗一定要做，不要对结果太关注和强求，更不需要为她省钱，我们一家人在一起尽人事、听天命就好。

一位好医生，就是能时刻为患者着想

回想起当时第一次来到省肿瘤医院，是在一间十分拥挤的办公室，我至今还记得当时的场景。所有的医生都在一间办公室，办公室里患者很多，乌泱泱的都是人。我听见在围着的人群中，有一个透着耐心和悦耳的声音，在反反复复地解答着每一位患者疑虑的人。轮到我时，拨开人群后，我遇到了这辈子的恩人，我的医生娄广媛。只见她快速地喝了一口水，直接拿起我的检测报告认真地读了起来。过了一会她抬起头，问我有没有什么症状，我告诉她后，她凝重地说需要进一步确诊，不能定性为肺癌。

她说双肺有炎症表现，究竟是炎症还是癌症？当时医生很难判定，最终经过几轮的排查后，排除了胃肠的问题，确诊为黏液性肺腺癌，并且是晚期，不能手术，先接受化疗，然后再做下一步打算。

人的期望值就是这样一步步降低的，没有钱的时候希望能过上吃饱穿暖的日子，等吃饱了的时候希望家人幸福健康，等病了又希望不是晚期……慢慢会发现，每一次都不是最坏的，因为有更坏的消息在等着你。

同年，我的老伴也查出肠癌，所幸不是晚期，但肿瘤距肛门很近，不能保留肛门。那段时间家里真的乱套了，我要定期化疗，老伴暂时还可以勉强照顾自己，女儿每个月都要提前规划好我们两个人复查的日期，安排好去医院的时间，两年间不断地往返医院。每次在医院，看到她一个人瘦弱的身影忙前忙后，我真的心疼她。那段时间她常常没有白天黑夜，生活中除了照顾我们的饮食起居，还有两个年幼的孩子需要她。作为母亲不能帮她，反而还给她增加了这么多困难，我心里觉得对不起她。

我幸运地成为第一个服用克唑替尼的人。

2013 年 9 月我的咳嗽又加剧了，有时候痰中带血，感觉活动后胸闷气急。女儿带我复查后，发现右肺上的肿瘤出现了进展，意味着化疗已经效果不好了。那时我们很焦虑，不断地询问娄教授下一步怎么办？娄教授告诉我，黏液腺癌的患者 *ALK* 突变阳性比其他类型的比例更大，建议我做基因检测。

果不其然，我的检测结果是 *ALK* 突变阳性。娄教授当时还在宁波出差，得知结果后，她激动地告诉我："你成为省肿瘤医院第一个 *ALK* 阳性患者。目前专门针对 *ALK* 基因突变的药物克唑替尼已经在中国上市了，效果特别好。"娄主任说如果能尽快用药，我将成为省肿瘤医院第一个使用这款药物的人，但她告诉我们这款药还没进医保目录，自费的压力很大，让我们尽快做决定。

我知道这些年，女儿和女婿做生意也挣到点钱，可是家里花钱的地方真的太多了，如果要承担这一大笔费用，我真怕他们吃不消！可女儿却坚定地告诉我，既然有这么好的药，说什么也要让我试试，她不会放弃的。女婿告诉我，哪怕花100 万元也要治疗，他说："人没了就没了，钱没了还能慢慢挣。"

于是，我成为了省肿瘤医院第一个使用克唑替尼的人。用药后，我的咳嗽症状明显好转，偶有呕吐和腹泻。遇到用药的问题我们随时给医生打电话，他们都会不厌其烦地给我解释用药后的副作用，用药没多久肿瘤就控制住了。好在用药七

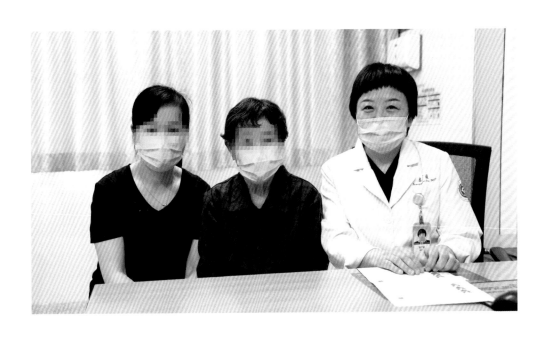

个月后，我们符合慈善赠药的条件，后期的用药全部免费发放。

在这期间，我和老伴的身体也稳定了不少，家里也重拾了往日的温馨。身体好的时候能帮助女儿打理家务，老伴也闲不住，自己找块地方还要种地，说可以让全家吃到最新鲜的蔬菜。医学的进步真的让我们体会到了，之前是谈癌色变，现在癌症完全可以当作慢性病来对待。日子一天天过，渐渐地都忘记自己是名晚期肺癌患者了，我在想就这样维持下去，我知足了。

可是事与愿违，七年后，在一次常规检查中，我出现了脑转移的迹象。娄主任告诉我，肺癌脑转移是很常见的，但是不要怕，我们还有办法。考虑到局部放疗的效果不错，她建议使用先进的射波刀治疗，由于只是颅内的小病灶当时并没有换药，我又坚持使用了一年多。现如今，在女儿的支持下，我也开始尝试第二代靶向药物，效果还不错。

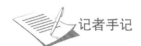 记者手记

不同人之间，对疾病的认识和承受耐力差别很大，无关学识，有的人一辈子没有读过书，却能坦然面对癌症并且获得长久生存；有的人被诊断出肿瘤后就被吓得半死，全在心态上。就像奥运赛场上，大多数人在平日的水平都差不多，但真正在赛场上能一举夺得金牌的人却只是少数，关键全在心态。

近年来，老百姓也切身感受到，国内抗肿瘤新药上市速度已大幅提升。每年都有新的药品纳入医保目录，同时加上地方的医疗保险制度也在不断地扩充，从省会到地市、从县城到农村，医疗保险的力量经由一个个基层的分支机构，一个个深入街头巷尾、田间地头的营销人员渗透到各个角落。相信随着医药改革、医学研究和无数患者与医疗工作者的共同推动，癌症患者今后会越来越好，带着这个美好的祝愿，希望社会越来越好，希望医疗越来越好！

（文／医师报融媒体记者　秦苗）

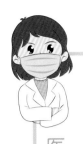

癌症慢病化：晚期肺癌的慢病化管理是长期使用药物来控制肿瘤的方法。目前，靶向治疗或免疫治疗的出现和应用，使肺癌患者的生存期较以前相比，都得到了一定的延长，一部分已经超过 5 年。因此患者需要长期使用药物来控制肿瘤，就类似于一些良性疾病，比如肺气肿、高血压、糖尿病的治疗方法，将其称为恶性肿瘤的慢病化管理。

靶向治疗副作用有哪些?

肺癌靶向治疗药物副作用包括：

1、常见副作用有皮疹、腹泻，部分患者会出现口腔溃疡、乏力等表现。

2、部分患者出现血液毒性，如白细胞、血小板下降。

3、部分患者会出现肝、肾功能损伤。

4、少见间质性肺炎。

5、如果为抗血管生成的靶向药物，常见副作用为高血压、蛋白尿。

靶向治疗让我重获新生

病历摘要

患者 2011 年 11 月 4 日确诊肺恶性肿瘤 cT4N3M1a，Ⅳ期。一线治疗：培美曲塞 + 顺铂，PFS=16 个月。二线治疗：克唑替尼，PFS=81 个月，中间出现脑部寡转移，配合射波刀治疗。三线治疗：阿来替尼，PFS=16 个月，进展后再次活检出 *ALK* 融合基因。四线治疗：塞瑞替尼，PFS=2 个月，疗效评价为 PD。五线治疗：恩沙替尼，疗效评价为 SD。截至目前患者仍在服用恩沙替尼。OS 目前长达 126 个月。

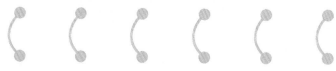

（一）基本情况

姓名：傅女士　　**性别：**女　　　　**出生年月：**1950 年 10 月

病理类型：腺癌　　　**驱动基因：***ALK*（+）

初诊诊断：肺恶性肿瘤 cT4N3M1a，Ⅳ期

个人史：无吸烟史。

既往史：高血压病史 5 年余，口服尼莫地平片控制可。

家族史：否认肿瘤相关家族史。

（二）治疗过程

患者 2011 年 10 月中旬起感右侧胸部酸痛，深呼吸时可加重，伴少许咳嗽，无咳痰。2011 年 10 月 21 日于临平第一人民医院行胸部 CT 示右肺占位。本院病理（右上肺门及右气管旁肿块针吸）见大量散在轻度异型腺上皮细胞，分化良好的黏液腺癌待排（F201106484）。2011 年 11 月 4 日于本院行右锁骨上淋巴结穿刺病理（20116192）：淋巴、纤维组织内见富含黏液的腺癌组织，免疫组化：PR（-）、

ER（−）、CDX-2（−）、CEA（+）、SP-A（−）、TTF1（+）、CK20（−）、CK7（+）。

2011 年 11 月 3 日行 SPECT：①右肺多发大小不等结节，部分 FDG 代谢异常增高，恶性肿瘤考虑。②右锁骨上、纵隔、右肺门多发肿大淋巴结，FDG 代谢异常增高，淋巴结转移考虑。③右侧少量胸腔积液，右侧胸膜增厚，局部 FDG 代谢异常增高，转移瘤不除外。④右下胸壁局部 FDG 代谢异常增高。

一线治疗：

2011 年 11 月 10 日—12 月 2 日给予 AP 方案化疗 2 周期：培美曲塞 750 mg d1+ 顺铂 30mg d1，顺铂 40 mg d2-3，2 周期后 CT 疗效评价为 SD。

2011 年 12 月 21 日—2012 年 2 月 1 日 AP 方案化疗 3 周期，单药培美曲塞化疗 8 周期。末次化疗时间 2012 年 8 月 30 日。最佳疗效评价为 PR。

2013 年 9 月 13 日 B 超：右锁骨上多发淋巴结肿大（考虑转移），左锁骨上淋巴结肿大，转移性可能。

二线治疗：

2013 年 9 月 2 日于本院基因检测（201218863）：ALK（D5F3）阳性。2013 年 9 月 14 日行克唑替尼治疗，疗效评价为 PR。曾出现双下肢浮肿，经利尿治疗后好转。肝功能异常。2018 年 11 月 24 日颅脑 MRI：右侧顶叶小结节。2019 年 1 月 22 日复查颅脑 MRI 示右侧顶叶小结节。偶有轻微头痛。口服克唑替尼后肝功能异常，予护肝治疗。2020 年 4 月 12 日于本院脑增强 MRI 示右侧枕叶转灶，比较 2019 年 11 月 26 日 MRI 片病灶增大。2020 年 4 月 25 日行右侧枕叶转移灶射波刀治疗。

三线治疗：

2020 年 6 月 22 日起予阿来替尼治疗。2020 年 7 月 17 日于本院右肺癌治疗后复查 CT，对比 2020 年 6 月 19 日 CT，表现为①右肺多发结节，左侧斜裂胸膜结节，均较前大致相仿。② T_{12}、L_4 椎弓根，右侧第 7 后肋局部骨密度增高，较前相仿。③左肾结石，左肾上级囊肿可能，较前相仿。脑 MRI 示右侧枕叶转移瘤，明显缩小好转。2021 年 3 月 26 日于本院右肺癌治疗后复查 CT，对比 2020 年 12 月 30 日 CT，表现为右肺多发结节，两侧胸膜节（2020 年 12 月 30 日）强化不明显，建议复查。2021 年 10 月 22 日于本院右肺癌治疗后复查 CT，对比 2021 年 9 月 23 日 CT，表现为右肺多发结节，两侧胸膜结节，部分较前增大，右侧胸腔积液，较前相仿。T_{12}、L_4 椎弓根，右侧第 7 后肋局部骨密度增高，较前相仿。左肾结石，左肾上级囊肿可能，较前相仿。"右侧胸腔积液"，找到少量非小细胞癌细胞，细胞形态倾向腺癌。胸腔积液及血检基因检测：*EML4-ALK* 融合，KRAS exon4 p.K117R 突变。

四线治疗：

2021 年 11 月 10 日开始塞瑞替尼 450 mg qd 治疗，患者出现恶心、呕吐、腹痛、腹泻。2021 年 12 月 13 日右肺癌治疗后复查 CT，对比 2021 年 10 月 21 日 CT，表现为右肺多发结节，两侧胸膜结节，较前增大，右侧胸腔积液，较前减少。T_{12}、L_4 椎弓根，右侧第 7 后肋局部骨密度增高，较前相仿。左肾结石，左肾上级囊肿，较前相仿。家属认为患者于 11 月 10 日开始服药，距离基线 20 天，患者自觉症状好转，要求继续用药。2022 年 1 月 17 日 CT 示右肺多发结节及两侧胸膜结节较前增大。

五线治疗：

2022 年 1 月 20 日开始恩沙替尼 225 mg qd 治疗，患者出现皮肤瘙痒、皮疹及脱皮。2022 年 2 月 16 日 CT 示肺部病灶稳定，颅脑 MRI 未见病灶。2022 年 5 月 11 日，右肺多发结节较前缩小，胸膜结节较前好转。因皮疹伴瘙痒，2022 年 7 月 6 日恩沙替尼减量至 200mg qd 治疗。

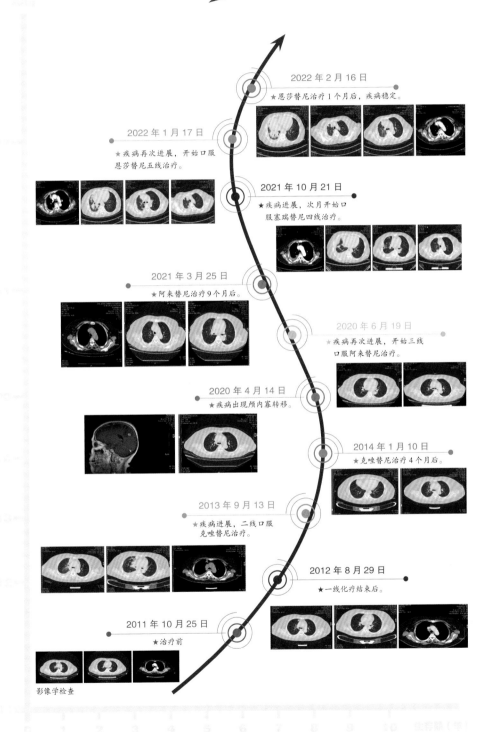

2022 年 2 月 16 日
★恩莎替尼治疗 1 个月后，疾病稳定。

2022 年 1 月 17 日
★疾病再次进展，开始口服
恩莎替尼五线治疗。

2021 年 10 月 21 日
★疾病进展，次月开始口
服塞瑞替尼四线治疗。

2021 年 3 月 25 日
★阿来替尼治疗 9 个月后。

2020 年 6 月 19 日
★疾病再次进展，开始三线
口服阿来替尼治疗。

2020 年 4 月 14 日
★疾病出现颅内寡转移。

2014 年 1 月 10 日
★克唑替尼治疗 4 个月后。

2013 年 9 月 13 日
★疾病进展，二线口服
克唑替尼治疗。

2012 年 8 月 29 日
★一线化疗结束后。

2011 年 10 月 25 日
★治疗前

影像学检查

科学艺术和人文的完美结合

读完《人生最大的幸福，是被家人无条件的关爱》，我久坐在书桌前无法释怀。人生路上确实会有很多波澜，而且有些波澜从不给我们喘息的机会，每个人都曾经或正在经历着与命运大潮的抗争、征服或握手言和。傅女士的心态是值得每一个癌症患者歌颂和赞扬学习的，知足常乐，强大的意志力让她和家人具备战胜一切困难的勇气。傅女士的故事让我将癌症比作一本打开的生命之书。科技的进步、创新药物的研发，给患者及家庭带了希望和信心，让肺癌的慢病化、患者的长生存得以实现。

科技力量树立患者信心

傅女士的基因突变就是肺癌中的"钻石突变"——*ALK*融合基因阳性。

*ALK*基因编码一种间变性淋巴瘤激酶的基因蛋白，2007年专家发现在肺癌患者中由于染色体倒位形成棘皮动物微管相关类蛋白4（*EML4*）基因与*ALK*基因的重排（*EML4-ALK*），促使肺癌发生和发展。*EML4-ALK*基因重排（即*ALK*阳性）肺癌是新近发现的一种分子亚型，主要发生在非小细胞肺癌（NSCLC）中，占5%～7%。临床研究Profile 1001表明，*ALK*阳性的晚期NSCLC患者对针对抗*ALK*靶向治疗的小分子药物（如克唑替尼Crizotinib）有效率可

达 76%，显著优于常规化疗的疗效。

在各层级共同不断推动全球新药零时差的同时，克唑替尼的研发历程既有偶然的成分也有必然的成分。偶然的是克唑替尼本是基于 c-Met 激酶结构进行设计的，却对 *ALK* 激酶具有强效的抑制活性，而必然的是由苗头化合物向先导化合物过渡是依据传统的药物化学和构效关系为策略进行的，同时利用复合物晶体结构对结构进行"量体裁衣"式的优化，后期则用亲脂性效率对成药性进行全程"监视"。"变幻莫测"却"有的放矢"就是科学的魅力所在。随着 *ALK* 抑制剂的不断发展以及对 *ALK* 抑制剂耐药机制的不断探索，临床医生可以更精准地选择具有更好疗效和更好耐受性的疗法，越来越多的 *ALK* 阳性 NSCLC 患者能够在精准医疗的指导下，基于循证医学依据有序地使用 ALK-TKI 药物，延长患者生存期，实现长期带瘤生存，让 *ALK* 融合基因阳性的肺癌患者进入了慢病时代。

医患同心创造奇迹

"无论在哪个时代，人人都谈癌色变。每个人面对癌症，除了害怕，更多的是无知。"得了晚期肺癌是傅女士人生的不幸，但同时她又是幸运的，有乖巧懂事的女儿无微不至地照顾，有相濡以沫的丈夫在身旁互相依偎支持，还有娄广媛主任对她无限真情温暖地负责，并且成为了第一个服用 *ALK* 靶向药克唑替尼的人，PFS 长达 81 个月。

"2013 年 9 月咳嗽又加剧了，有时候痰中带血，感觉活动后胸闷气急。女儿带我复查后，发现右肺上的肿瘤出现了进展，意味着化疗已经效果不好了。那时我们很焦虑，不断地询问娄教授下一步怎么办？娄教授告诉我，黏液腺癌的患者 *ALK* 融合基因比其他类型的比例更大，建议我做基因检测。"在大家眼里，娄教授对患者的病情关心到了极致的程度，她的手机里存了很多患者家属的电话，会询问家属患者发病前的所有细节，如果一个家属不了解，她就会让家属推荐，继续找了解病情的家属追问，在病史了解这方面，她甚至比很多临床医生了解得都要多。*ALK* 基因查出来那天，娄教授还在宁波出差，得知结果后，立刻打电话激动地告诉傅女士，她将成为省肿瘤医院第一个 *ALK* 阳性患者。娄主任说如果能尽快用药，她将成为省肿瘤医院第一个使用这款药物的人。积极配合娄教授做基因检测查出 *ALK* 阳性并且碰上克唑替尼刚上市，幸运的是"有靶可打"，同时也饱含了傅女士家属对医护人员的信任和理解，道出了浓浓的医患情。你给我一份信任，我为你创造一个奇迹。在美好的新时代文明大道上，医患同行，生命之花必将会绽放得更加精彩。

科学、艺术和人文的完美结合

医学是一门科学和人文的完美结合，科学性和疾病的病理机制是医学的本质特征。同时疾病的载体是人，作为一个整体，表现出复杂性、动态性，以及心理因素所构成复杂的"微生态"。科技进步新药研发和娄教授团队的温暖负责的诊治过程，患者高度信任和配合，创造了生命的奇迹。期待一个又一个奇迹的诞生。

中南大学湘雅医院　　李　斌

在恶性肿瘤面前
每个人都是真实的自己

📋【病例档案】女　52 岁　抗癌 11 年

⚕【治疗单位】中国人民解放军三〇七医院、北京大学国际医院

🔍【关 键 词】晚期肺腺癌；多线治疗；多年脑转移 ALK（＋）；多学科诊疗

> 能支撑我走到今天的因素有很多，年幼的女儿、不离不弃的丈夫、家庭的责任……都是我一直坚持治疗的动力。在治疗中，再苦再难，我都从未想过放弃。
>
> 去北京遇到汤传昊医生团队，是我患病以来最幸运的事情。在他的鼓励和安慰下，我顺利地走过了人生中最难的时光。
>
> 自 2011 年确诊后，生存至今，有幸把自己的故事整理成文，也满足了我多年来把这段特殊的时光记录下来的愿望。愿我的故事可以鼓励更多罹患肺癌的患者，希望你们都能像我一样，乘风破浪，顽强地活下去。

意外降临确诊肺癌晚期

2011 年，41 岁的我是两个可爱的女儿的妈妈，我们一家四口其乐融融，我一直认为自己是一个很幸运的人，本以为日子会一直这样平静地过下去。然而，突如其来的意外，打破了这份本该属于我的宁静时光。

那年秋天，我发现自己每天都会咳嗽，起初以为是秋燥，也没在意。我身体一

向不错，年轻时从未打过针、吃过药，更未住过院，所以也就没把咳嗽当回事，总想着过几天就好了。没想到，一直到冬天咳嗽都没见好，反而愈发严重了，甚至影响到我的生活了，我才决定去医院看看。

来到江苏南通当地医院后，医生让我先拍了胸部 X 线片，结果出来后，医生什么也没说，直接建议我再做 CT。等 CT 结果出来后，他满脸凝重地告诉我，还需要做一项增强 CT。

我内心开始有点忐忑，这么多检查都没办法确诊，一定不是简单的病。我的猜测没错，果然医生告诉我是晚期肺癌。我顿觉五雷轰顶一般，整个人都懵了，久久缓不过来。

我记得当时医生还补充一句："晚期癌症，很多都活不过半年，你要先做好心理准备。"听到这里，我的心彻底地凉了。

回到家告诉丈夫后，他很理性地告诉我："现在医学发达，癌症只要积极治疗，还是有机会活得更长时间的"。那几天家人尽力地安慰我，我很想好好地活下去，但是最多活不过半年这句话反复在我脑海中徘徊，犹如一把刀子一样直插胸口。

我开始按部就班地接受医院的安排，开始接受化疗。没想到，化疗就是噩梦的开始，所有化疗的副反应我全部都有，整天都是吃什么吐什么，就这样过了三四天，人还没有缓过来，就准备接受手术治疗。

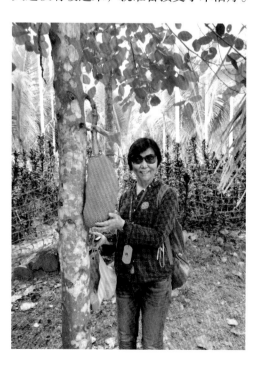

术后的日子，我整日低烧，刀口的疼痛加上癌痛使我白天精神恍惚，晚上难以入睡、辗转反侧。不断地输液，导致我的身体开始肿胀，严重的时候肚子鼓得像孕妇一样，让我痛不欲生。

当时临近年关，术后家人接我回家。在万家团圆的时刻，因为自己的病痛和不乐观的未来，整个家庭也笼罩在一片哀叹之中，丝毫没有过年的欢快氛围。

最痛苦的那几天我曾几度想要放弃，无法言说的疼痛让我真的生不如死，真想赶紧结束这一切。但又想起自己年幼的女儿和爱我的丈夫，回忆起曾经幸福恩爱的时光，这一切都让我无法割舍。转念一想，人不能活得太自私，为了我的女儿、我的丈夫、我的家人，我也要坚强地活着。

或许是有这样的信念支撑，回家静养的日子，我开始慢慢好了起来，也不发烧了，浮肿也慢慢地消了下去，慢慢地又吃下东西了，似乎日子正在朝着好的方向转变，我又开始充满了希望。

然而，正当我觉得治疗有效果的时候，家人带着我去上海复查，检查结果显示肿瘤再次蔓延，就这样，我再次被医生判处了"死刑"。

入组临床试验，抓住生的希望

"既然上海没办法，那咱们就去北京，北京有那么多大夫，总有一个能治好你。"丈夫坚定地告诉我。

那段时间，家人多方联系医生，跟病友们打听，跟亲戚打听，试图找寻突破口。或许是上天的眷恋，得知北京大学国际医院汤传昊主任在这方面是权威。

2012年，我见到了北京大学国际医院汤主任，他有耐心地回答了我许多的疑惑，让我悬着的一颗心逐渐放了下来。在汤主任的安排下，我进行了基因检测，结果显示 ALK（＋）。汤主任告诉我，正好有一项临床试验就是针对 ALK（＋）患者，他详细地告诉我临床试验的相关流程，并诚恳地问我要不要试一试。我想都没想就立刻答应入组参与临床试验。

开始服药以后，我的症状明显感觉好转了，身体不像之前那么虚弱。在家里我能干一些力所能及的事情，接送孩子上下学、在家陪孩子写作业，甚至偶尔还可以做一些简单的家务，基本上恢复到正常的生活中。虽然有药物的不良反应，但基本上都能克服，并不影响生活。

岁月静好，时光悠悠，真的希望日子一直这样过下去该多好啊。

可惜天不遂人愿，两年后，厄运再次降临。我在一次复查中发现肿瘤进展，意味着第一代靶向药物发生了耐药，不起作用了。于是我们决定再次北上，见到汤主任后，他告诉我："你真的太幸运了，第二代的靶向药准备开展临床试验了，我的情况非常符合入组条件，他让我先回家稍微调理两三个月，养养身体，等试验开始就立刻通知我。在家等待的日子实在难熬，在这期间，病友群的一位患者也发生了耐药，崩溃到大哭，后来没多久后就离世了。等待的日子，每每看到这样的消息，我整个人都被死亡的阴影笼罩着，惶惶不可终日。

好在两个月后汤主任通知我临床试验开始了，让我立刻去北京参加临床试验。但是二代靶向药物不同于一代，色瑞替尼巨大的副作用折磨得我痛不欲生。起初只是眩晕，后来坐着都觉得天旋地转，紧接着胃也开始罢工了，消化功能一度停滞，什么都吃不下去。但我没有退缩，一直咬牙坚持，有时我在想，为了家人我也要坚持下去！

然而刚刚燃起好好活下去的希望再一次破灭。2016年，我再次发生靶向耐药，肿瘤发生了脑转移，只好被迫停药。伴随着停药而来就是肿瘤的飞速进展，由于脑肿瘤发展的速度异常快，我前后接受了三次射波刀治疗。六个月之后，我真的熬不过去了，感觉脑子里面全是"水"，一走路就在晃荡，并且症状不断加重，连走路都是跌跌撞撞。在死亡阴影的笼罩之下，我开始了病急乱求医之路，不管是啥，只要有人告诉我有用，我都去试一试。

癌症考验的不仅是生命、健康，还有婚姻、家庭以及人性。每天，家人除了坚持陪我锻炼，就是陪着我各种试药。但这依旧没有挡住疾病进展的步伐，我再一次跌入生活不能自理的困境中。

两次开颅手术，症状逐渐控制

脑转移后，最初表现是我的左手开始抽搐，慢慢地左半边身体完全不能动，以至于后来完全失去了自理能力，瘫痪在床。老公每天除了上班还得照顾我，幸好有他，生病以来一直不离不弃地照顾着我。看着我日益憔悴的状态，老公不忍心，他坚持带我去找汤主任。

在汤主任的安排下，我先后接受了脑脊液、脑穿刺等检查。鉴于我的病情较为复杂，汤主任联系多学科专家为我会诊，神经外科医生建议手术切除颅内病灶，随后我先后接受了两次开颅手术。恢复之后，在汤主任建议下，开始使用二代靶向药物布加替尼。

没想到，这次术后我恢复得很好，不出半年就可以生活自理了，到现在已经有将近两年没有再发生抽搐，复查显示肿瘤控制得也很好，奇迹再一次发生在我的身上。

现在我的生活很充实和规律，在丈夫的精心照顾下，我恢复得特别好，可以出

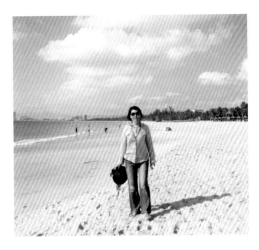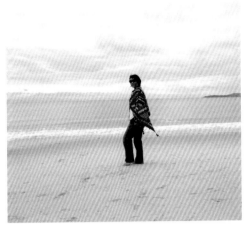

门走走，有时帮着一起做做家务。前阵子刚结婚的大女儿传来喜讯，已经怀了宝宝，真的没想到我也能活着见到第三辈的出生。

回看十年抗癌路，这段时间真的很难，但我更深刻地体会到，面对死亡这件事，要真的做到坦然，还是非常困难的。在经历了病痛的折磨后，我明白了，活着也好，死亡也好，都是人生必须经历的过程，坦然接受上天给我的一切，无论是好的还是坏的，才是一个勇敢的人。

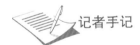 记者手记

初见姚阿姨，丝毫没有察觉到江南美女的柔弱娇美，却有一股北方女汉子的气息扑面而来。很难想象，面前坐着的这位阿姨年逾半百，经历过两次开颅、一次开胸手术，经历过五线治疗，甚至曾经一度瘫痪在床。

2012年初，姚阿姨检查发现肺癌晚期伴脑转移，随即接受了化疗和手术，巨大的化疗后反应让姚阿姨不得不放弃化疗。"我怕没死在癌症手下，却死在化疗不良反应手里了"，这是她在面对治疗副作用时不断激励自己的话。也许在癌症面前，人的身体往往不堪一击，但打不倒的却是那一股子顽强的精气神。

在北京，她遇到了当时还在307医院的汤主任，在他的安排下进行基因检测，结果ALK阳性。ALK突变被称为是非小细胞肺癌里的"钻石突变"，它在非小细胞肺癌当中发生率只有4%～7%。另外幸运的是，目前有多种针对该靶点的药物可以使用。在汤主任积极帮助下，姚阿姨入组了针对ALK+患者克唑替尼的临床

试验，开启了三线治疗。

姚阿姨让人感触最深的地方就是，无论治疗多么难受，她从未有过放弃的念头。这位坚强的女性，如今依旧坚持锻炼身体，闲暇时光还会翻阅书籍。11年来，每次检查姚阿姨按时按点去，家人也时常陪伴在侧。家庭的照顾、患者的坚强，医生的鼓励、抗肿瘤新药的不断研发，种种因素，造就了肺癌晚期11年存活的奇迹。

如今，姚阿姨的手除了有些颤抖，做不了很精细的动作外，与正常人无异。"抗癌十年，我的故事早就可以成书了，我文化水平不高，趁着有精神时多看看书，希望有朝一日也能把自己十年抗癌经历写成一本书。"

（文/医师报融媒体记者　刘则伯）

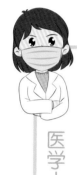

医学小贴士

ALK（+）：中文名为间变性淋巴瘤激酶，此基因负责编码一种称为ALK的受体酪氨酸激酶，其属于受体酪氨酸激酶家族成员之一。ALK基因突变在非小细胞肺癌当中发生率只有4%～7%。另外它还有一个特点，当发生这个突变以后，用一个针对它的抑制剂，能够非常有效地去抑制肿瘤，又称"钻石突变"。

MDT：多学科诊疗模式，是现代国际医疗领域广为推崇的领先诊疗模式。由于肿瘤治疗涉及多个科室的共同决策，相关专家组成多学科团队，对疑难病例进行多学科讨论，形成讨论意见后执行，追踪执行后的效果，并定时对所讨论的病例的疗效及病情进展形成反馈，形成有效的闭环。MDT在打破学科之间壁垒的同时，可以有效地推进学科建设，实现医生、科室和医院的共同获益。

多线治疗联合局部治疗
获十年长生存

病历摘要 女性，52 岁，无吸烟史，既往体健，PS 为 1 分。2011 年 12 月主诉"间断咳嗽伴胸闷、憋气"就诊，胸部 CT 示左肺占位，左肺门及同侧纵隔淋巴结肿大。头颅 MRI：左肺叶孤立病灶。2012 年 1 月开胸探查明确病理为腺癌，确诊：左肺腺癌 Ⅳ A 期（cT2aN2M1b）脑转移。

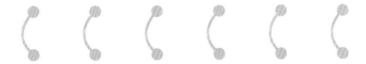

（一）基本情况

姓名：姚女士　　**性别**：女　　　　**出生年月**：1966 年 3 月

病理类型：腺癌　　　　　　　　　**驱动基因**：*ALK* 融合

初诊诊断：左肺腺癌Ⅳ A 期（cT2aN2M1b）脑转移。

个人史：无。

既往史：无。

家族史：无。

（二）诊疗过程

主诉：咳嗽、咳痰伴胸闷、憋气 1 个月。

2011 年 12 月，患者因"咳嗽、咳痰伴胸闷、憋气 1 个月"至当地医院就诊，胸部 CT 检查示左肺占位，左肺门及同侧纵隔淋巴结肿大。头颅 MRI 示左顶叶孤立病灶，考虑转移。2012 年 1 月 3 日行开胸探查明确病理为肺腺癌，未行基因检测，诊断为左肺腺癌Ⅳ A 期（cT2aN2M1b）脑转移。

一线治疗 + 二线治疗

2012 年 1 月 5 日开始口服吉非替尼 20 天，复查疗效评价为疾病进展（PD）。改用培美曲塞 + 卡铂化疗 2 周期（具体剂量不详），期间针对脑转移行伽马刀治疗（DT 1800cGY），复查疗效评价为 PD。

三线治疗：

2012 年 3 月来京，基因检测示 *ALK* 融合基因阳性，签署知情同意书，参加临床试验 [1]［评价 PFO2341066 治疗携带间变型淋巴瘤激酶（*EML4-ALK*）基因易位或者倒位的晚期非小细胞肺癌患者的有效性和安全性的 2 期、开放、单臂临床研究］。2012 年 4 月 1 日开始口服克唑替尼 250 mg bid 靶向治疗，疗效评价为 PR。2014 年 2 月 10 日复查胸部 CT 示肺内病灶增大，头颅 MRI 示右额叶新发病灶，疗效评价为 PD，PFS=22 个月。

四线治疗：

2014 年 4 月签署知情同意书，自愿参加"既往接受克唑替尼治疗的 *ALK* 重排晚期非小细胞肺癌中国成年人口服 LDK378 的多中心、开放、单臂Ⅰ／Ⅱ期研究"方案临床研究 [2]，口服 LDK378（塞瑞替尼）750 mg qd，疗效评价为 PR。2016 年 2 月 17 日复查头颅 MRI 示右枕叶新发病灶，疗效评价为 PD，PFS=22 个月。

局部治疗：

2016 年 3 月 1 日行射波刀治疗三次，后门诊随访，患者出现癫痫症状。2016 年 8 月 9 日复查头颅 MRI：脑内多发转移瘤伴瘤周水肿，疗效评价为疾病进展（PD）。PFS= 5 个月。

五线治疗：

2016 年 8 月 11 日起口服布加替尼 200 mg qd，联合贝伐单抗抗血管生成治疗，癫痫症状好转，疗效评价为 SD [3]。治疗期间逐渐出现难以控制的高血压，贝伐单抗于 2017 年 9 月停用。2017 年 12 月 4 日复查头颅 MRI 示顶叶病灶周围水肿明显，伴瘤内出血，继续观察。2018 年 3 月癫痫症状较前加重，复查头颅 MRI 示顶叶病灶周围水肿较前加重。完善腰椎穿刺留取脑脊液送检未见异常，基因检测未见基因突变。

手术治疗：

2018 年 4 月 4 日行术中 MRI 联合神经导航下颅内病灶穿刺活检，病理：（左顶占位）少许脑组织，伴灶状钙化，未见转移瘤，IHC：GFAP（＋），OligⅡ（＋），NeuN（神经元＋），IDHR132H（－），P53（－），Ki-67（＜1%＋），继续观察。2018年6月，患者出现右侧肢体活动不利，肌力下降至Ⅱ级。头颅MRI：脑内病灶较前略增大，约为2.6 cm×2.5 cm，周围水肿带较前明显增加。多学科会诊后于2018年6月8日在全麻下行脑内占位切除术，术后病理：（左顶占位）脑组织可见大片出血及局灶纤维组织增生，多量含铁血黄素沉着，并可见少量扩张血管，未见明确转移瘤，IHC：CD31（血管＋），CD34（血管＋），GFAP（＋），CD68（组织细胞＋），CK（－），CK7（－），TTF-1（－）。术后癫痫症状缓解，下肢肌力逐渐恢复。

继续五线治疗：

术后继续口服布加替尼治疗，2019年9月4日复查头颅MRI考虑颅内病灶进展，PFS=39个月。

六线治疗：

2019年9月起口服阿来替尼600 mg bid治疗，肺内病灶稳定，颅内病灶缩小，疗效评价为SD[4]。2020年8月19日复查头颅MRI示右枕叶病灶较前增大，伴瘤内出血坏死。

二次手术治疗：

2020年8月21日行枕叶占位切除术，术后病理：（枕叶外侧病灶）送检脑组织中可见腺癌浸润，结合病史及免疫组化结果，符合肺腺癌脑转移；（枕叶内侧病灶）送检脑组织片状出血、坏死，局灶胆固醇及含铁血黄素沉积，胶质细胞轻度增生，未见明确肿瘤性病变。

继续口服阿来替尼治疗，截至2022年5月12日，患者仍在使用阿来替尼治疗。PFS =32个月。

患者OS=124月（10.3年），目前患者一般情况尚可，PS为1分。

参考文献：

［1］ Benjamin J Solomon, Tony Mok, Dong-Wan Kim, et al. First-line crizotinib versus chemotherapy in *ALK*-positive lung cancer［J］. N Engl J Med, 2014, 371(23): 2167-2177.

［2］ Lucio Crinò, Myung-Ju Ahn, Filippo De Marinis, et al. Multicenter Phase II Study of Whole-Body and Intracranial Activity With Ceritinib in Patients With *ALK*-Rearranged Non-Small-Cell Lung Cancer Previously Treated With Chemotherapy and Crizotinib: Results From ASCEND-2［J］. J

Clin Oncol, 2016, 34(24): 2866-2873.

[3] Makoto Nishio, Tatsuya Yoshida, Toru Kumagai, et al. Brigatinib in Japanese ALK positive NSCLC patients previously treated with ALK tyrosine kinase inhibitors: J-ALTA[J]. J Thorac Oncol, 2021, 16(3): 452-463.

[4] Kazuhiko Nakagawa, Toyoaki Hida, Hiroshi Nokihara, et al. Final progression-free survival results from the J-ALEX study of alectinib versus crizotinib in *ALK*-positive non-small-cell lung cancer [J] . Lung Cancer, 2020, 139: 195-199.

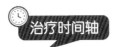

治疗时间轴

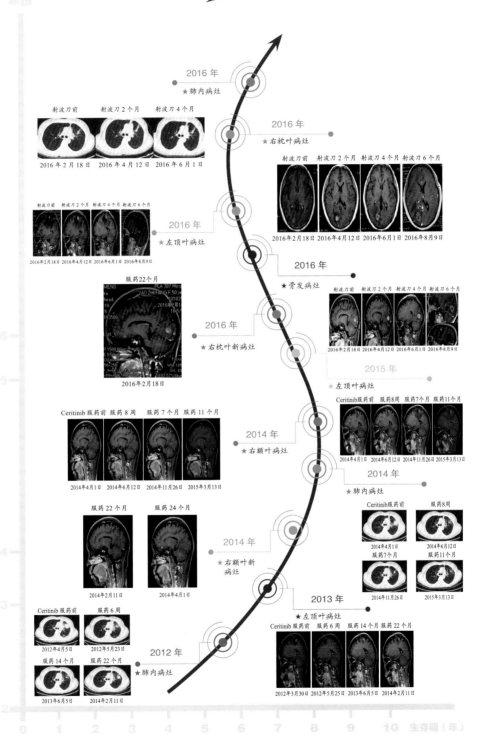

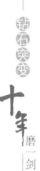

治疗时间轴

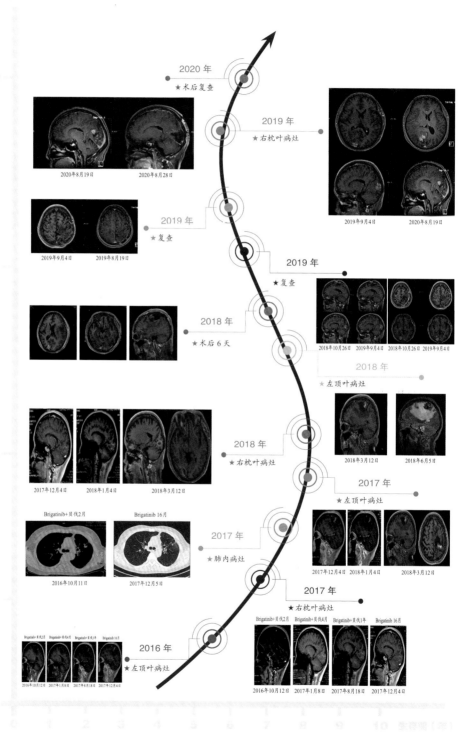

2020 年
★ 术后复查
2020年8月19日　2020年8月28日

2019 年
★ 右枕叶病灶
2019年9月4日　2020年8月19日

2019 年
★ 复查
2019年9月4日　2019年8月19日

2019 年
★ 复查
2018年10月26日　2019年9月4日　2018年10月26日　2019年9月4日

2018 年
★ 术后 6 天

2018 年
★ 左顶叶病灶
2018年3月12日　2018年6月5日

2018 年
★ 右枕叶病灶
2017年12月4日　2018年1月4日　2018年3月12日

2017 年
★ 左顶叶病灶
2017年12月4日　2018年1月4日　2018年3月12日

2017 年
★ 肺内病灶
Brigatinib+贝伐2月　Brigatinib 16月
2016年10月11日　2017年12月5日

2017 年
★ 右枕叶病灶
Brigatinib+贝伐2月　Brigatinib+贝伐4月　Brigatinib+贝伐1年　Brigatinib 16月
2016年10月12日　2017年1月8日　2017年8月18日　2017年12月4日

2016 年
★ 左顶叶病灶
Brigatinib+贝伐2月　Brigatinib+贝伐4月　Brigatinib+贝伐1年　Brigatinib 16月
2016年10月12日　2017年1月8日　2017年8月18日　2017年12月4日

ALK 阳性非小细胞肺癌脑转移不要怕

专家点评

首先，让我们先一起来认识一下 *ALK* 阳性非小细胞肺癌脑转移。

ALK 阳性患者占非小细胞肺癌总人数的 4% ~ 7%。脑部是 *ALK* 阳性晚期非小细胞肺癌的常见转移部位，对于生存期有可能不断延长的 *ALK* 阳性肺癌患者来说，脑转移的治疗效果，是影响患者预后和生存质量的重要因素。发生脑转移之后，该使用哪一种治疗方式呢？

手术、放疗、化疗三种疗法全面出击

化疗是治疗癌症的重要手段，传统观点认为化疗药物难以通过血脑屏障，对脑转移的治疗效果有限。但近期研究表明肺癌发生脑转移，血脑屏障已有破坏，存在一定的通透性。许多化疗药物可以透过血脑屏障进入脑内，发挥抗肿瘤作用。但总体来说，单纯化疗对于脑转移的有效率较低，对改善患者预后有限。

对于 PS 在 0 ~ 1 之间的患者，脑部手术结合全脑放疗或者单纯的全脑放疗可以显著地提高患者的生存率和局部控制率。对于不能手术或是不愿手术的患者来说，脑部立体定向放疗联合全脑放疗的确可以提高局部控制率，但是并没有明显的生存获益，并且增加了神经系统并发症，降低学习和记忆能力。而全脑放疗所带来的副作用之一是认知障碍，亦会为患者及患者家属日后的生活质量带来较大的影响。

靶向治疗带来更多选择

对于 *ALK* 阳性非小细胞肺癌患者来说，由于靶向药物的预后较好，患者的生存期相对长于其他基因突变的肺癌患者。目前在国内上市的 *ALK* 靶向药共有三代：一代药克唑替尼，二代药塞瑞替尼、阿来替尼，三代药洛拉替尼。

2013 年，克唑替尼在中国获批上市。克唑替尼的上市为中国的 *ALK* 阳性患者带来了新的治疗方式。然而，大部分患者往往在 1 ~ 2 年内出现克唑替尼耐药，并且中枢神经系统的复发进展较为常见。研究证实克唑替尼治疗一年后约有 41.4% 的患者出现脑转移，原因是克唑替尼血脑屏障通透率较低，对于脑转移的治疗疗效有限。

在一代靶向药克唑替尼耐药和对于脑转移的治疗效果有限的情况下，二代靶向药塞瑞替尼的出现为非小细胞肺癌脑转移的治疗带来了新的机遇。在 2018 年 9 月的 ESMO 大会上，ASCEND-8 研究公布的数据显示，塞瑞替尼 450 mg 随餐给药的一线中位随访时间已经超过 25 个月，中位 PFS 仍未达到。2019 年 9 月的 ESMO 大会公布的 ASCEND-7 研究结果也表明，塞瑞替尼的全身和颅内的疾病控制率均为 66.7%。塞瑞替尼治疗 *ALK* 阳性非小细胞肺癌的获益仍未止步，对于脑转移的疗效也得到了 ASCEND-7 研究的证实。塞瑞替尼已于 2018 年以 450mg 随餐的给药方案在中国获批，同年进入国家医保目录。

阿来替尼同样是 *ALK* 阳性肺癌的二代靶向药物，于 2018 年在中国批准上市。在对比阿来替尼与一代靶向药克唑替尼的临床研究中显示，在疗效方面，阿来替尼组的中位无进展生存期（mPFS）为 25.7 个月，较克唑替尼 10.9 个月的中位无进展生存期（mPFS）更长；在脑转移的发生方面，阿来替尼同样优于克唑替尼。

未来可期

看到了以上对于脑转移治疗方式的盘点，不知道大家是不是觉得脑转移也没有那么令人惧怕了呢？其实，通过本例患者治疗经过的剖析，想告诉大家的是，虽然手术对于非小细胞肺癌脑转移患者的应用十分有限，尽管对于不能手术的患者来说，全脑放疗和立体定向放疗的副作用有些棘手，但是新的办法总是在不断地出现，越来越多的患者能长期生存。这些治疗方式如何排兵布阵才能给患者带来最大的益处，这仍需要进一步探索。

河南省肿瘤医院　赵艳秋

敢于面对癌症的人
生活就不会打败你

📋【病例档案】女　58岁　抗癌10年

⚕【治疗单位】广东省人民医院

🔍【关 键 词】晚期肺腺癌；多线化疗；靶向治疗；ROS1 突变

生命如果有颜色，会不会看上去像梵高的向日葵和星空；生命如果有态度，是不是听上去就是贝多芬的田园和英雄。生命的意义是如此厚重，无论我们怎么全力以赴都不为过！

在余华的长篇小说中，有这么一句经典的话：活着就是为了活着本身，而不是为了活着之外的任何事物。

不管是在挫折面前，还是在疾病和死亡面前，我们都应保持那种拼尽全力活下去的精神。

生命诚可贵，向每一位抗癌的患者致敬，也向每一位坚强活下去的肺癌患者致敬！

确诊之时，只懂奔波的我不懂生命的可贵

我来自东莞寮步镇横坑村，十年前在横坑某厂做清洁工作，生活简单但很充实。保洁工作简单且重复，每天我都兢兢业业地擦拭着办公室的每一处角落，为在这里上班的人创造一片窗明几净的办公环境。

我与村里很多中年妇女一样，每天辛勤工作为生活而奔波，只为能与先生一起

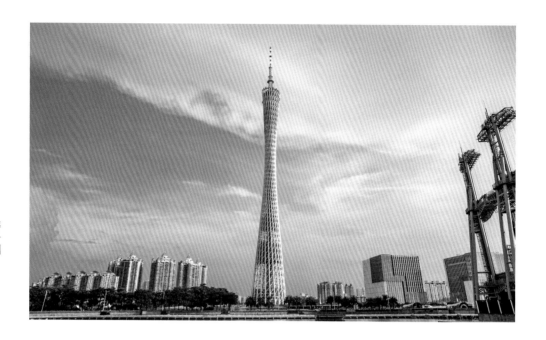

为家中的三个儿女撑起一片天。我们家在村里谈不上富裕，但也算是小康之家，最让我欣慰的是三个孩子都是凭借自己的本事考上了城里的大学。

好景不长，这种平淡而幸福的生活很快被打破了。2012春节时，我开始咳嗽、咳痰，一开始我觉得只是普通的感冒，并没有太过在意。可没想到，这一咳，就从冬天咳到次年的春天。直到有一次刷牙后发现痰里带有血丝，再看着镜中的自己，整个人越发消瘦了，我开始意识到事情比我预感的要严重。

那天我早早下班，前往横坑社区医院，医生听到我的描述后，先给我拍了肺部的 X 线片。等待结果时我非常焦虑和不安，心理祈祷着千万别是什么大病啊！结果出来后，医生告诉我肺部有斑片状阴影，需要肺穿刺活检才能确诊。听完医生的话后，我顿时慌了，当时只有我自己，不知道该怎么办。

那天我不知道怎么回去的，感觉自己瞬间被抽空了，仿佛只剩下一副躯壳在移动，从未体会过的无助和孤独瞬间包围着我。

踏进家门的那刻，我不敢看家人的目光。晚饭前我强忍着泪水，想着吃完饭后，坐下来再慢慢告诉他们。我记得那顿晚饭是我有生以来吃得最漫长的一顿，家人也看出了我的异常，女儿比较敏感，最先看出了我的心思。

"妈，今天你怎么了？看你都没吃多少，是不是有什么事情瞒着我们？"

听到女儿的询问，我的眼泪"唰"地一下，再也忍不住了。

我把医生的话告诉了他们，也把自己的顾虑和打算告诉了他们。家人一致认为必须要治，还要选最好的医院。听完他们的话，我倍感欣慰，瞬间有了力量。

　　由于我的母亲长期在广东省人民医院治疗糖尿病，这么多年的慢性病控制得非常好，我们全家都非常信任那里的医生，认为他们不仅医术高明，而且非常和蔼可亲。尤其是近年来，医院添置了很多先进的医疗设备，并培养了一支支优秀的专家团队，所以我们决定哪也不去，就去省医。

　　在决定去求医后，我便向老板提出了辞职。让我意外的是，老板得知我去看病后，他告诉我："先安心去看病，无需辞职，等养好身体了再来，这里一直欢迎你。"老板的一番话和这份雇主之情让我感动得溢于言表。

　　次日，带着忐忑的心情，在先生和家人的陪伴下，我们踏上了前往广州的求医之路。

　　在经历多次影像学检查以及各种抽血穿刺的折磨后，CT结果提示双肺多发大小不等的类圆形结节影，斑片状影、最大的一个接近乒乓球的大小。我的医生郭记全主任告诉我，诊断是左上肺腺癌晚期，属于非小细胞癌的一种，这种肺癌非常容易转移。他很直接地告诉我们，目前肿瘤已是晚期，无法手术切除，唯一的办法就是通过放疗和化疗的方式进行治疗，把肿瘤控制住再考虑下一步。来之前我们也做好了心理准备，可是当得知真的是癌症，并且是晚期时，我的内心还是无法接受。

　　接下来是无止境地抽血、化验、拍CT、穿刺、取报告……

　　这段日子，我慢慢地接受现实，我知道，迎接我的不仅仅是一场与癌细胞的战争。当面对人生中种种困难与坎坷的时候，不同的人会有不同的反应，有的人消极应战、怨天尤人，抱怨人生对自己的不公平；有的人乐观豁达、迎难而上；有的人因一次失败则一蹶不振；有的人则把失败当成通向成功的铺路石，一步一步迈向成功！之所以会出现这样不同的结果，原因在于内心强大与否！

一次次被它打败，再一次次站起来的过程

　　2012年4月，我永远都忘不了接受第一次静脉穿刺的场景。因为我不愿意留PICC管，而且化疗药物最好不要经外周血管注射，最后只能选择深静脉穿刺，我的主治医师崔景华医生拿着一根又长又细的针头，找到我腹股沟最粗的血管。我

看着这一幕内心非常害怕，这么长的针头扎下去得有多疼啊，如果一次不中，还得扎多几次……

崔医生似乎看出了我的内心的恐惧，耐心地说："钟姨，您不用担心，您的血管很明显，我保证一次穿刺就能成功，忍一下就过去了，好吗？"话音刚落，那又粗又长的针头瞬间扎入血管里了。我深呼了一口气，感慨我的选择没有错，省医医生的医术就是高，一次就成功了。

在未来的一年半里面，我陆续接受了17次化疗。后期静脉穿刺成为了家常便饭，我一点都不害怕了。随诊结果显示我的病灶已经缩小了1/3。听到这个消息，我喜极而泣，回想这段化疗的日子，身体的折磨外加经济的压力，每个月治疗费用都在五万多元，短短一年多的时间就已经花了家里好几十万元了。

每到交钱的日子，看着银行卡不断减少的余额，想到儿女们要省钱给我治病而不得不节衣缩食时，我想既然肿瘤已经缩小了，我也不想给家里增加额外的负担，我决定先回家，定期来广州复查即可。

2014年7月，这次复查发现肿瘤标志物CEA的指数较前有所升高。也就是说我的肿瘤开始发展了。得知结果后我万念俱灰，放弃治疗也许是最好的选择。郭纪全主任鼓励我说："你才50岁，才刚刚步入知天命之年，不应该放弃生存的希望啊。一定要抱着乐观的心态，相信我们的团队，积极配合治疗，一切都会好起

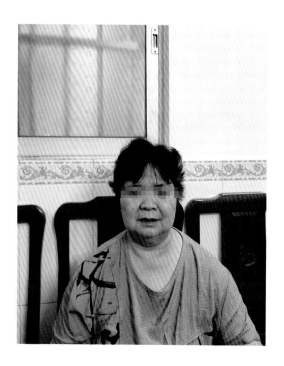

来的！"听完郭主任这番话，再想想家里年迈的母亲，想到如果我先走一步，她该多伤心。我不能放弃，即使是为了家人，我也要好好活着啊，一定要坚持下去和癌症作斗争，配合医生的治疗。

于是自2014年7月—2017年3月这两年多，我又反反复复接受了几十次化疗，当中还换了多种治疗方案，但疗效还是不理想，病灶不断增大……

直到2017年5月，我再次进行了穿刺活检，医生告诉我，癌细胞

可能已经侵犯了周边器官组织，甚至已经转移到远端了。我想不通，为什么肿瘤这么顽固，怎么打都不死呢？我想不通，之前付出的金钱和煎熬都算白费了。这一次，我内心那点坚强真的彻底被肿瘤打败了。

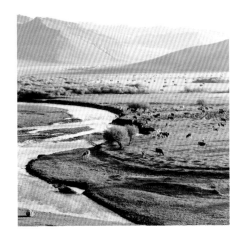

郭主任和崔医生建议我更换治疗方案，他们告诉我有一种治疗叫靶向治疗。崔医生告诉我，靶向治疗不同于化疗，可以更有效地打击肿瘤，比化疗的效果好很多，但唯一的缺点就是费用十分昂贵。他告诉我适合我的药物叫克唑替尼，这款药当时在国内还未上市，一个月需要几万块。这么一笔数字，我们真的负担不起，只能继续维持之前的治疗方案，陆陆续续又做了46次化疗。

从确诊到现在，我前前后后一共进行了70多次化疗，好在肿瘤一直处于稳定状态，正当我以为曙光要来临时，2017年底复查胸部CT时，结果发现双肺结节增多、增大，而且腋窝和锁骨的淋巴结较前增大，我的病情再次恶化。然而，更让我绝望的是在T_{12}椎体的位置出现了新的病灶。

我想这次我不得不放弃了。当我在放弃的边缘挣扎着的时候，医生告诉我克唑替尼被纳入医疗保险范围了，报销后每个月只需要原来的十分之一价钱，我算了一下，之前的天价药，现在的价格终于在我的承受范围内了。更想不到的是我服用半年之后，骨扫描显示T_{12}椎体病灶竟然神奇般地消失了。医生告诉我这次的治疗效果显著，我的病情终于稳定下来了！

如今，我一直在服用克唑替尼，算下来，我在抗癌这条路上整整走了十年了。医生告诉我晚期癌症能活十年，对于我绝对算是奇迹。

用积极的行动代替悲观的态度

如今我的身体情况也慢慢恢复，体重也恢复到生病之前的样子。我的生活也走向了正轨，三个儿女都相继结婚成家立业。平时我和儿子一家住在一起，他们十分孝顺，儿媳妇考虑到我的身体还在恢复中，也不让我带孙子。我的生活简单而充实，每天步行到市场买菜，负责自己和老公的饮食起居，偶尔还能逗逗孙子玩，过着承欢膝下的小日子。

回看自己走过的这十年，我常常在想，一个人的衰老、疾病、死亡，都是人生经历。在这一生中，疾病是再正常不过的事情，不要因为得病而终日郁郁寡欢。疾病来临的时候，我们不能害怕它，而是要学会换一种思考方式，保持一份平常的心态，用积极的行动代替悲观的态度。我想这就是上天教会我面对生命的一堂课，毕竟敢于面对癌症的人，生活就不会把他打倒。

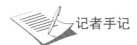 记者手记

钟女士的抗癌之路，没有多少可歌可泣的故事，也没有惊天动地的事迹，只不过是一件件再平常不过的琐碎日常，可是正是因为这些平凡的小事，铸就了她的不凡。一路走来，她跟无数癌症患者一样，都是循规蹈矩地接受放疗、化疗、吃药、复查等，同时，还有最重要的是她全身心信任自己的医生护士，又恰好遇到了好的药物，才成就了她长达十年的生存获益。

当我和钟女士回忆她这十年的抗癌之路时，她坦言：“谢谢你，让我憋在内心多年的辛酸和苦楚有了诉说之地。”我不敢想象眼前这位身材瘦弱的阿姨十年来身体和心灵上承受了多少的折磨，但可以看出，她虽然身患癌症，仍然精神矍铄。钟女士的抗癌故事也处处诠释着“坚强”两个字。她让我懂得了虽然生命脆弱，但精神永远不能被打败。

当我问她这抗癌十年有什么心得体会时，她笑着说：“没什么特别的，就是要保持乐观的心态，难熬的日子就这么一天天地熬过去了。”我在想，人生太漫长了，在艰难的时刻，慢慢熬也是一种生活态度。

（医师报广州驻地记者　邹天乐）

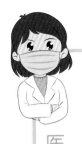

_1_ **肿瘤标志物**：是指特征性存在于恶性肿瘤细胞或是恶性肿瘤细胞异常产生的物质或宿主，对于肿瘤的刺激反应而产生的物质，并且能够反映肿瘤的发生、发展，监测肿瘤对于治疗反应的一类物质。

_2_ **肺穿刺活检**：经皮肺穿刺活检是肺癌诊断的一种方法。早在数十年前就有人利用这种方法来诊断肺癌，但是由于受到当时各种条件的限制，如放射学、病理学、穿刺器械不完善等。

_3_ **肺结节**：是指肺部影像上各种大小不一、边缘清楚或模糊、直径 ≤ 3 cm 的局灶性圆形致密影。

50 余次化疗后
靶向治疗重获新生

病历摘要

患者 2012 年 4 月 15 日确诊：左上肺浸润性腺癌（cT1N3M1 Ⅳ 期），分子病理：*EGFR*、*ALK* 阴性，ECOG，PS 为 1 分。一线治疗：顺铂 + 培美曲塞 17 次化疗，使用培美曲塞维持治疗，PFS=26.5 个月。二线治疗：多西他赛 + 顺铂四个疗程，PFS=2.5 个月；厄洛替尼 150mg qd，PFS=3 个月；吉西他滨 + 卡铂四个疗程，PFS=2.5 个月。三线治疗：培美曲塞 + 顺铂六个疗程，PFS=4.5 个月。四线治疗：培美曲塞 46 次单药维持治疗，PFS=12 个月。多线治疗后出现多发骨转移，再次肺穿刺活检病理：浸润性腺癌、*ALK* 阴性，*ROS1* 基因断裂。五线治疗：克唑替尼，PFS=52 个月，目前生存期为 120 个月（10 年）。截至 2022 年 4 月 14 日患者仍在服用克唑替尼。

（一）基本情况

姓名： 钟女士　　**性别：** 女　　　　**出生年月：** 1964 年 10 月

病理类型： 腺癌　　　**驱动基因：** *ROS1*（＋）

初诊诊断： 左上肺腺癌【cT1N3M1a（胸膜）Ⅳ 期】

个人史： 无吸烟史。

既往史： 高血压病史 3 年。

家族史： 否认肺癌或其他恶性肿瘤家族史。

（二）治疗过程

主诉：咳嗽、咳痰 3 个月，痰中带血 10 余天。

2012 年 4 月 15 日，患者因"咳嗽、咳痰 3 个月，痰中带血 10 余天"至广东省人民医院就诊，CT 提示双肺多发大小不等的类圆形结节影、斑片状影，结节影边界清，最大者约 22 mm × 15 mm。肿瘤指标：CEA 42.57 ng/ml↑；NSE 20.97 ng/ml↑；非小细胞肺癌相关抗原 5.93 ng/ml；PET：考虑左肺上叶舌段肺癌并双肺及左侧胸膜多发，右锁骨上窝、纵隔、双肺门及叶间多发肿大淋巴结转移并双肺癌性淋巴管炎可能。经皮肺穿刺活检术病理结果：左肺浸润性腺癌。分子病理检测：免疫组化结果提示 *ALK* 阴性；*EGFR* 四项未检测到突变；*K-RAS* 基因外显子未检测到突变。诊断：左上肺浸润性腺癌［cT1N3M1（胸膜）Ⅳ期］；高血压（2 级）。

一线化疗：

患者诊断晚期肺腺癌，伴有双肺及左侧胸膜、右锁骨上、纵隔、双肺门淋巴结转移，并双肺癌性淋巴管炎可能。基因检测尚未检测到驱动基因突变，PS 为 1 分。治疗方案 2011 年 NCCN 指南推荐首选含铂双药化疗[1]，故患者一线治疗方案：2012 年 4 月 15 日—2013 年 9 月 5 日，给予 17 次培美曲塞维持治疗，疗效评价为 SD（病灶缩小 29.1%）。2013—2014 年因经济负担原因，未再维持治疗，定期随访，疗效评价为病情稳定，PFS=26.5 个月。

二线治疗：

患者的第二阶段治疗一波几折，2014 年 7 月 7 日—2014 年 9 月 17 日，患者复查胸部 CT 示病灶同前，CEA 较前升高，给予多西他赛针 + 顺铂针四个疗程，疗效评价为 SD，PFS=2.5 个月。2014 年 10 月 24 日—2015 年 1 月，复查胸部 CT 提示病灶较前有所增大，给予特罗凯 150mg qd 治疗，疗效评价为 PD，PFS=3 个月。2015 年 2 月 7 日—2015 年 4 月 26 日复查 CT 示肺部肿瘤病灶有进展，给予吉西他滨 + 卡铂四个疗程，疗效评价为 PD，PFS=2.5 个月。

三线治疗：

2015 年 8 月 1 日—2015 年 12 月 19 日，复查胸部 CT 示病灶大致同前，使用 PP 方案，给予培美曲塞 + 顺铂针六个疗程。2016 年 1 月—2016 年 12 月，使用培美曲塞二钠（慈善赠药）单药维持治疗，共 21 次，疗效评价为 SD，PFS=17 个月。2017 年 1 月患者复查 CT 示病灶增大，27 mm × 30 mm，新见左侧少量胸腔积液，CEA 34.77 ng/ml↑。2017 年 3 月再次复查 CT 示病灶增多、增大，左侧胸腔积液较前增多，38 mm×30 mm，CEA 73.30 ng/ml↑，疗效评价为 PD。

四线治疗：

患者在多种治疗手段失败后，2017 年 5 月 19 日，再次行经皮肺穿刺活检术。活检病理结果显示浸润性腺癌，肺癌基因检测：*EGFR* 四项突变阴性，*ALK* 基因无断裂，*ROS1* 基因有断裂（46%，参考阈值 >15%）[2]。根据 2017 年 *NCCN* 建议 *ROS1* 阳性 NSCLC 一线首选克唑替尼[3]，但国内尚未上市，费用昂贵，患者拒绝更换治疗方案，继续培美曲塞治疗至 2017 年底，前后共打培美曲塞 46 次。

五线治疗：

病情变化：2018 年 1 月患者咳嗽、咳痰增多，黄脓痰，气促加重，伴间断发热 10 余天。2017 年 12 月 19 日胸部 CT 示双肺多发结节较前增多、增大，纵隔、左侧腋窝、左锁骨上窝淋巴结较前增大，最大病灶 76 mm×30 mm。2018 年 1 月 5 日，骨扫描提示 T_{12} 新发病灶，CEA 91.30 ng/ml。2017 年 10 月 17 日，中国国家食品药品监督管理局批准克唑替尼增加新适应证，用于治疗 *ROS1* 阳性的晚期 NSCLC。2018 年 CSCO 指南推荐克唑替尼治疗 *ALK* 阳性 *ROS1* 阳性晚期 NSCLC[4]，2018 年 1 月 5 日患者接受克唑替尼 250 mg bid 治疗。2018 年 6 月 22 日 CEA 4.00 ng/ml，2018 年 6 月 30 日骨扫描诊断结果示 T_{12} 椎体病灶消失，疗效评价为 PR。截至 2022 年 4 月 14 日患者仍在服用克唑替尼，PFS=52 个月，OS=120 个月（10 年）。

参考文献：

［1］NCCN.The NCCN clinical practice guidelines in oncology(version 1.2001)［EB/OL］. Fort Washington: NCCN, 2001.

［2］Davies K D, Le A T, Theodoro M F, et al. Identifying and Targeting ROS1 Gene Fusions in Non-Small Cell Lung Cancer［J］. NIH Public Access, 2012(17).

［3］Kumar S K, Callander N S, Alsina M, et al. Clinical practice guidelines in oncology［J］. Journal of the National Comprehensive Cancer Network: JNCCN, 2017, 15(2): 230-269.

［4］中国临床肿瘤学会指南工作委员会组织. 中国临床肿瘤学会 (CSCO) 原发性肺癌诊疗指南［M］.北京：人民卫生出版社，2018.

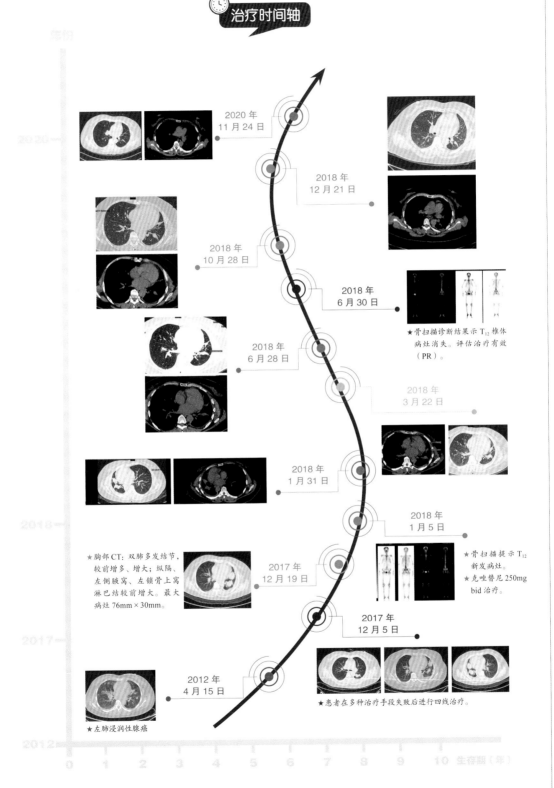

治疗时间轴

2020 年
11 月 24 日

2018 年
12 月 21 日

2018 年
10 月 28 日

2018 年
6 月 30 日

★骨扫描诊断结果示 T_{12} 椎体
病灶消失。评估治疗有效
（PR）。

2018 年
6 月 28 日

2018 年
3 月 22 日

2018 年
1 月 31 日

2018 年
1 月 5 日

★骨扫描提示 T_{12}
新发病灶。
★克唑替尼 250mg
bid 治疗。

★胸部 CT：双肺多发结节，
较前增多、增大；纵隔、
左侧腋窝、左锁骨上窝
淋巴结较前增大。最大
病灶 76mm×30mm。

2017 年
12 月 19 日

2017 年
12 月 5 日

2012 年
4 月 15 日

★左肺浸润性腺癌

★患者在多种治疗手段失败后进行四线治疗。

生存期（年）

0 1 2 3 4 5 6 7 8 9 10

海到尽头天作岸　山登绝顶我为峰

肺癌是我国发病率和死亡率最高的恶性肿瘤，晚期肺癌化疗后患者的中位生存时间仅仅 4 ～ 5 个月，*EGFR*、*ALK* 基因为靶点的靶向药物显著延长患者的生存时间。但是在非小细胞肺癌治疗中，靶向治疗需要检测的基因除了 *EGFR*、*ALK* 基因以外，还有 *ROS1* 基因。近年来，针对 *ROS1* 靶点的靶向药物也逐渐应用于非小细胞肺癌患者的治疗。

根据我国统计数据显示，*ROS1* 阳性占非小细胞肺癌的 2% ～ 3% 左右，虽然比例不高，但是作为 *NCCN* 指南推荐的肺癌初诊患者四大必检基因之一，*ROS1* 突变对肺癌患者的影响力明显提升。近年来针对 *ROS1* 的靶向药物不断涌现，并且各有不同优势。

1. 什么是 *ROS1* 基因突变？

ROS1 基因在肿瘤细胞中高度表达，可激活与细胞分化、增殖、生长以及存活相关的信号通路，进而造成细胞过度生长及增殖。*ROS1* 基因表达的蛋白缺失细胞膜外的部分，只保留细胞膜内的激活区域，并与其他蛋白产生融合，长期处于过度活跃状态，持续传递生长增殖的信号，导致细胞异常增多。

2. *ROS1* 基因突变的特点

ROS1 阳性基因突变常见于年轻的肺腺癌患者中，肺鳞癌和大细胞肺癌中也发现 *ROS1* 重排，但是比较罕见。

ROS1 阳性的非小细胞肺癌在不吸烟或者轻度吸烟的人群中更为多见，大约 67.7% 的 *ROS1* 阳性患者没有吸烟史。

ROS1 阳性的非小细胞肺癌在女性患者中更为常见，女性患者约占64.5%。

ROS1 基因突变具有较强的排他性，与 *EGFR* 突变同时出现的概率极小，约为 0.5%，基本上不会和 *ALK* 基因突变同时出现。

3. *ROS1* 基因突变的靶向药物

（1）*ALK* 抑制剂

说到 *ROS1* 突变的靶向治疗药物，就不得不提起肺癌"钻石突变"——*ALK* 突变。*ROS1* 与 *ALK* 有相似的激酶活性区域，所以许多针对 *ALK* 突变的靶向药物也能用于 *ROS1* 突变的治疗。

克唑替尼作为最早获批的靶向治疗药物之一，也是唯一同时获批 *ALK* 和 *ROS1* 的靶向药物。克唑替尼治疗 *ROS1* 阳性非小细胞肺癌的有效率高达 70% ~ 80%，可有效延长患者的生存期，但是克唑替尼对已经发生脑转移的患者疗效比较差。

二代靶向药物塞瑞替尼、布加替尼也被批准用于 *ROS1* 阳性非小细胞肺癌一线治疗。塞瑞替尼既可以用于没有接受过克唑替尼治疗的患者，也可以用于已经接受过克唑替尼治疗但病情继续进展或者耐药患者的后续治疗。并且塞瑞替尼对于发生脑转移的患者也颇有疗效。

如果患者对克唑替尼、塞瑞替尼都产生耐药，根据 NCCN 指南推荐，应该选择洛拉替尼继续治疗。

（2）针对 *ROS1* 基因突变靶向药物

卡博替尼可以替代克唑替尼进行治疗。临床研究发现，*ROS1* 融合的患者使用克唑替尼耐药的其中一个原因就是 *ROS1* 基因发生了基因突变，比如 G2032R 和 D2033N 突变，更换卡博替尼后可以很好地逆转耐药，但是要根据再次基因检测结果酌情替换。

还有一种广谱抗肿瘤靶向药物——恩曲替尼，对 *ROS1* 阳性非小细胞肺癌患者同样有效。恩曲替尼（Entrectinib）是一种新型、可口服、具有中枢神经系统活性的酪氨酸激酶抑制剂。恩曲替尼（Entrectinib）可通过血脑屏障，对于发生脑转移的患者疗效优于克唑替尼，并且其产生不良反应的程度比克唑替尼要低。

（3）新一代靶向治疗药物

对于非小细胞肺癌靶向药物的研究一直都是"正在进行时"，所以目前有两种更新的 *ROS1* 抑制剂正在研究中。

Taletrectinib 是 *ROS1* 和 *NTRK1/2/3* 双重抑制剂。它在体外和体内均能显著抑制 G2032R 突变型癌症的发展，并在临床前模型中显示对携带 G2032R 突变的克唑替尼耐药的 *ROS1* 阳性癌症有效。

Turning Point Therapeutics 公司开发了洛普替尼，它是 *ROS1*、*ALK* 和 *NTRK1/2/3* 抑制剂，专门用于克服溶剂前沿突变。在临床前模型中，洛普替尼具有针对 *ROS1* G2032R 和 D2033N 溶剂前沿突变的有效活性。

总结

虽然 *ALK* 与 *ROS1* 基因有相似性，但并不是所有的 *ALK* 突变靶向药物都适用于 *ROS1* 阳性肺癌患者。*ALK* 二代靶向药物阿来替尼就对 *ROS1* 阳性肺癌患者无效，所以在选择靶向药物时要谨慎。

目前，克唑替尼是国内医保唯一获批用于 *ROS1* 突变的靶向药物。塞瑞替尼和布加替尼虽然在国内也已经上市，但适应证为 *ALK* 阳性的非小细胞肺癌，至于其他药物在国内还未上市。

河南省肿瘤医院　　陈利娟

无论何时做自己
命运的掌舵人

【病例档案】男　抗癌十余年

【治疗单位】湖南省肿瘤医院

【关 键 词】脑转移；靶向治疗；晚期肺癌；ALK 突变

　　"肺癌"两个字似乎并没有什么稀奇的，但就是这两个字，给无数的家庭造成了不可磨灭的伤害。

　　有人因肺癌由富返贫、有人因肺癌痛不欲生、有人因肺癌痛失亲人……在抗癌这条路上，我似乎比其他人要幸运，虽然经历过一些曲折，但最后成功地打赢了这场硬仗。

　　俗话说"久病成医"，作为一名成功抗癌十年的斗士，上海、北京、广州各大有名医院的门槛都被我踏遍了，在何种情况下医生会给出什么样的治疗方案我都能有所了解，越来越多的病友来找我"取经"。十年里，我一直都在积极做好自己命运的"掌舵人"。

初识癌症：我还是低估它了

　　2012 年，与往年一样，我带着一颗平常的心参加了单位组织的体检项目。拿到体检报告后，体检结论一栏写着"肺部阴影"，医生建议进一步进行 CT 检查。

　　"肺部阴影"会是什么原因呢？我打开手机，查询着一切与之可能相关的因素。肺部炎症、结核病、尘肺、肿瘤……

难道是肿瘤？！我的心里咯噔一声——多年前父亲肺部出现了肿块，由于当时的家庭经济条件不允许，以及父亲年纪太大，还未等到进一步确诊和治疗，父亲就离开了我。从那个时候起我就对肺癌有印象，知道这种病很凶险。

于是向单位请了假，和妻子二人开车前往中南大学湘雅二医院进行检查，一边开车我一边在心里不断祈祷希望是个好结果。

到了医院做了增强 CT，结果显示右肺下叶高密度影，肺部有占位，大小 6 cm×5 cm，后经支气管镜活检也未明确了占位性质，医生建议再做个穿刺。

这一天终究还是来了，当我看到结果上写着"肿瘤"两个字时，就像一颗沉重的铅球狠狠地击中了我的胸口，瞬间感觉天旋地转，说不出话来。

当时，我的脑海里只有一个念头，就是做手术，一刀切了就好。

于是和医生说了我的诉求，医生们开展了会诊，并决定对我行胸腔镜手术。术中的快速病理检查显示我所患的病是中分化腺癌。

手术结束后，爱人找借口说出门买东西，一去就是半天，回病房时候她红着眼像是刚哭过。我知道，一定是看到我这样她的心里十分难受，吃完饭我跟她说："是癌也没关系嘛，现在不是做了手术就好了。"

半晌，没等到她的应答。

过了两天她才告诉我："手术是做完了，但后续还要进一步放化疗，医生说搞不好可能还会复发……"

一语成谶。只是那时的我满心都是想要赶快好起来，回归到正常的生活中去，

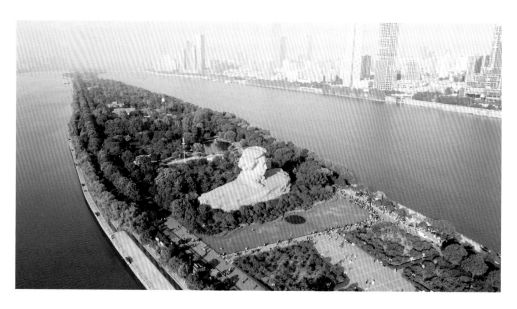

便用"别担心""我会好的"等话搪塞了过去。

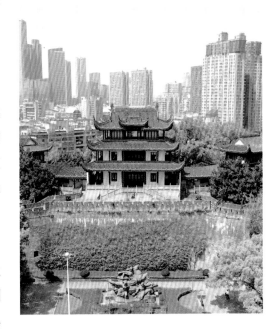

值得高兴的是，手术效果还不错。手术后我一边按部就班地去医院化疗，一边开始学着调理自己的身体，加强锻炼、优化饮食。三个疗程的化疗结束后，我休息了一年半就回到单位正常上班。同事们看到我神采奕奕的样子还和我开玩笑："你精气神儿这么好，哪看得出来是得了癌症的人啊！"

当我还沉浸在安逸而又普通的生活中，以为自己和正常人没什么区别了的时候，癌症又冲出来给了我当头一棒，似乎在提醒着我：你是一个肿瘤患者！

2015 年的一次复查发现肺部出现结节，局部晚期，医生建议先化疗，再看看是否有进行手术切除的可能。

一次偶然在病友群里和病友们说起我的情况，有替我感到惋惜的，也有鼓励我不要放弃希望的，甚至还有劝我去找更有经验的专家看看，不行就珍惜剩下时间的……

我不甘心，好不容易人到中年，孩子大了，工作也比较顺心，正是到了该享受的年纪了。于是和妻子商量："要不去大城市看看，或许其他专家有更好的治疗方式。"

"去！"妻子毫不犹豫地说道："我们明天就去，我看了，复旦大学附属中山医院的专家治你这样的患者无数，去了或许就能治好了。"望着妻子充满希望的眼神，我瞬间感到，原来我从来不是一个人在战斗，为了家人，我也一定要战胜癌症！

来到复旦大学附属中山医院检查后，医生推荐通过右下肺结节经皮穿刺活检＋冷冻消融术，再在 CT 引导下对小结节进行冷冻消融治疗。

"CT 引导下冷冻消融治疗肺癌技术是对肺癌消融灭活的理想选择。而对于肺小结节的治疗，可采取肺穿刺活检同步冷冻消融治疗，一次解决诊断及治疗需要……"

后来医生说了什么，我已经完全没在听了，只知道有希望了！于是连连点头、满口答应道："医生，都听您的，做，做！"

很快，医生给我安排好了手术，令我感到意外的是，睡一觉醒来，冷冻消融治疗也完成了，并没多大的疼痛感。

我心想癌症也就是那么回事吧！

再次过招：它让我痛不欲生

然而，癌症的进展很快给了我一记耳光。2016 年的一天，我摸到颈部出现了肿块，但没有痛感。

常年"混迹"于各大医院、病友群的我立马察觉到了不对劲，这是淋巴转移的迹象！果不其然，去医院检查后发现，癌症已经出现了颈部、锁骨上的淋巴结转移，医生立马安排进行住院治疗。

经过一系列的治疗后，颈部淋巴结溃烂还是发生了，而且越发严重，严重时甚至都能看见白色的骨头，四肢浮肿的我只能躺在床上，连话都说不出来了，只能由妻子、哥哥、儿子来轮流照顾。

病情恶化的我每天都会被医院下好几次病危通知，有次听到医生偷偷地对我的妻子说："他的生命基本已经进入倒计时了，可能随时都会有生命危险，你们准备……"妻子听了十分生气，摔门就走了。

那天晚上，我躺在病床上，满脑子都是父亲去世时的场景。一想到自己或许也会有那么一天，我就感到莫名的悲凉，"就此了结"的念头也在脑海一闪而过。

有着手足之情的哥哥好像感受到了我的绝望，握着我的手跟我说："只要你自己不放弃自己，我们想尽办法也要治，总会有出路的！"

为了治好溃烂，后来我和妻子还去了北京进行了中医治疗，虽然稍有好转，但还是没有太大的起色。

直到 2016 年 6 月，我来到湖南省肿瘤医院，遇到了张永昌教授，从此我的命运改变了。

出现转机：靶向治疗效果令人惊叹

入院后，张永昌教授建议我做个全基因检测。幸运的是，我的基因检测结果为 ALK 阳性。

我在网上查 ALK 阳性时，最先看到的就是"钻石突变"这四个字。张永昌教授说道："太好了，ALK 突变在肺癌中的发生概率大概为 3% ~ 7%，出现这种基因突变的患者，采用靶向治疗的效果非常不错。"

听到这，我感到十分兴奋，有治就有生的希望了！

2016 年 7 月，我开始服用克唑替尼。神奇的是，服用后仅 4 天我就感受到了药物带来的作用！瞬间感觉一切都在往好的方向发展，这让我更加有信心了，心情也变得好了起来。

最令我感动的是，对于我颈部溃烂部分的清洗，医生都是亲自进行。他说："交给其他人我不放心，稍有不注意就会把伤口弄破，破了止不住血后果就不堪设想了。"

医生每天固定时间来为我的伤口进行清洗、包扎，奇迹发生了！不到一周，溃烂处开始长肉，慢慢开始自愈了。

就这样，我的颈部溃烂不仅得到了治愈，而且在靶向药的影响下，我也"再生"了。我还清楚地记得，出院那天是家人推着轮椅将我带回家的，而服用靶向药一个月后去医院复查时，我已能自己开车了。

那天，我和妻子来到门诊大厅等待复查结果，妻子攥着我的手，我能明显感受到她的掌心因为紧张而湿透了，我故作镇定地安慰道："没事的。"

时间一分一秒地过去，我们终于等来了复查结果单。结果显示我的颈部淋巴结基本消失！在喧嚣的环境中，

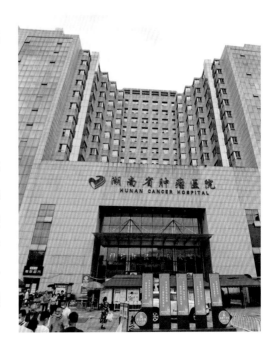

我顾不上周围异样的眼光喊出了声："靶向药的效果太令人惊叹了！"

一旁看到结果的妻子也十分兴奋，笑着说："这个药起效最少要 7 ~ 15 天，而当时你的情况不乐观，很有可能买了一个疗程的药，还没等到药物起效人就没了……医生让我考虑好再做决定要不要买药。当时我几乎是想都没想，就说要买，我想如果人都不在了，我还在乎这钱干什么呢？如今看来，这个决定一点也没做错。"

2020 年 1 月，再去医院复查时，医生说我达到了稳定的状态！

经历了十年抗癌后，我懂得了"早发现问题，及时治疗"的真正意义，更重要的是我们不能放弃任何治疗的希望，有希望就要去努力，说不定奇迹就发生了呢？当然，按医嘱进行复查是半点都不能马虎的事情。

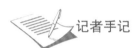记者手记

张先生生病那年 48 岁，在一家公司从事管理工作。确诊癌症前，他的身体没有出现任何异常。

年轻时，张先生是一个要强的人，不论是工作还是生活，他都对自己有着很高的要求。

生病后，张先生更是表现出极强的求生欲。他说："癌症比我想象中的还要痛，既然都能忍受这种常人无法忍受的痛苦了，我还有什么畏惧的呢？"

抗癌十年，张先生去了北京、上海、广州等地的多个医疗机构求医，从西医到中医，凡是有可能的方式他都会尝试。

治疗中他一直都表现得很坚强、勇敢，唯一一次想要放弃，是在出现淋巴转移时，张先生完全失去了自理能力，无助、病耻感统统向他袭去。

"或许死了一了百了，对自己和家人都是解脱……"张先生十分懊恼，虽然多年来都积极抗癌，但好像也跳不出复发的循环圈。好在妻子的陪伴以及家人的不放弃，给了他求生的动力。

后来，张先生参加了抗癌协会组织的科普讲座，结识了许多新病友。他说："一下就好像找到了组织。"

通过和病友们一起听科普讲座、交流抗癌经验，相互开导、相互鼓励，张先

生慢慢地也学到了许多抗癌知识。这也更加坚定了他活下去的信心。

"癌只是一种状态，要想真正解决癌症，就必须改变癌状态，改变癌细胞赖以生存的土壤。于是我彻底改变了心态，积极配合医生治疗，用良好的生活习惯和科学康复知识，让自己慢慢变得健康起来。"张先生说。

在抗癌之路上，张先生还积极地探索中西医结合治疗的道路。保持愉悦的心情和提高自身免疫力也是张先生一直在做的事情。

在饮食和日常活动上，张先生制定了一套属于自己的计划：太极、爬山、研究食谱等。

张先生还将自己多年来的抗癌经验全部记在了一本小本子上。他笑笑说："只要别的病友有需要，我都乐意把我的经验分享给他们。"

（文／医师报融媒体记者　张玉辉）

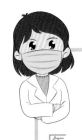

医学小贴士

问题：为什么会发生淋巴结转移？

专家：一般是指恶性肿瘤通过淋巴管转移至其旁，或者其相关的淋巴结，造成肿瘤细胞在淋巴结滋养、繁殖，引起淋巴结癌性肿大。对于淋巴结转移如不明确可行穿刺活检，病理学检查即可明确其是否是癌转移的淋巴结。如发现有癌淋巴结则需进一步行相关的检查，明确原发肿瘤的部位。如发生远处的淋巴结转移，则肿瘤一般属于较晚期，一般通过手术的方式很难达到根治性治疗，此时需采用化疗、放疗、靶向治疗以及生物免疫治疗等综合治疗的方法加以处理。

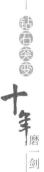

和医生统一战线
靶向治疗获新生

病历摘要 患者中年男性，58 岁。2012 年 7 月 15 日发现肺部阴影行手术后诊断"左肺腺癌"并行肺癌根治术，术后病理诊断：腺癌，pT3N2M0 ⅢA 期，Ventana 鉴定为 *ALK* 阳性。术后行 4 周期 PC 辅助化疗，未行基因检测，期间定期复查。2016 年 7 月～至今，一线服用克唑替尼，疗效评价为 PR。

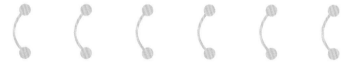

（一）基本情况

姓名：张先生　　**性别：**男　　**出生年月：**1964 年 3 月

初诊年龄：48 岁

病理类型：腺癌　　　　**驱动基因：***ALK* 阳性（免疫组化）

初诊诊断（AJCC7th）：腺癌，pT3N2M0 ⅢA 期

个人史：有吸烟史

既往史：既往体健

家族史：父亲患肺癌

（二）诊疗过程

主诉：确诊肺腺癌 10 年余，克唑替尼治疗中。

患者于 2012 年 6 月在单位体检时发现肺部阴影。遂于湖南某三甲医院就诊，2012 年 7 月 15 日确诊"左肺腺癌"并行肺癌根治术，术后病理诊断：腺癌，

pT3N2M0 Ⅲ A 期，Ventana[1] 鉴定为 *ALK* 阳性。术后行 4 周期 PC 辅助化疗，未行基因检测，期间定期复查。

一线治疗（靶向治疗）：

2015 年 10 月，复查 CT 示局部进展，至外院行消融术。患者 2015 年 5 月 7 日复查 CT 发现术后肺转移，2016 年 5 月至今，一线口服克唑替尼靶向治疗，PFS=7 年，疗效评价为 PR。患者规律复查实验室检查未见异常，肿瘤标志物在正常范围内。

参考文献：

［1］Paolini D, Tiseo M, Demma F, et al. Ventana *ALK*(D5F3) in the Detection of Patients Affected by Anaplastic Lymphoma Kinase-positive Non-Small-cell Lung Cancer: Clinical and Budget Effect ［J］. Clin Lung Cancer, 2018, 19:e735-e743.

治疗时间轴

2016 年 7 月 7 日

2016 年 5 月
肺部进展 [b]

★ 口服克唑替尼至今。

2013 年 11 月 2 日

2013 年 11 月 2 日

2012 年 7 月 14 日

★ 肺癌根治术 +4 周期术
后辅助化疗。

2012 年 7 月 14 日

2012 年 7 月 15 日
活检 [a]

★ 诊断为肺腺癌，
经 ventana 鉴定为
ALK 阳性。

★ 肺进展未接受
二次活检。

2012 年 7 月 14 日

年份

2016

2012

0 1 2 3 4 5 6 7 8 9 10 生存期（年）

山重水复疑无路　ALK 治疗见云天

　　张先生是不幸的，他参加单位的常规体检发现肺部肿瘤，历经手术、化疗、介入消融等各种治疗手段后，肿瘤还是复发，而且转移的部位是颈部淋巴结，造成破溃，这是临床上非常棘手的问题。他从事业有成的顶梁柱成了卧床不起的重病号，身心备受重击，正是"山重水复疑无路"。

　　张先生又是幸运的，因为他在长达十年的抗癌征途上，一直有亲人好友的陪伴支持，得到各方医疗专家的精心诊治，他从来都不是孤军奋战。他在病重阶段发现了 ALK 基因阳性，这是一种发生率 3%～7% 的基因变异，是一种很特殊的肺癌亚型，针对该基因的靶向治疗效果奇佳，是精准治疗把肺癌变成慢性病的典范。幸运女神没有放弃他，ALK 精准靶向治疗把他从病榻上搀起，高质量地生存至今，让他的生活与家庭又见"艳阳天"。

　　在张先生的身上，我们看到了漫漫求医路离不开家庭社会的支持，离不开医疗专家的人文关怀，更离不开患者自身的顽强意志；也看到了肺癌精准检测精准治疗的神奇。我们应该把这些信息科普传递，让更多的人科学地认识肺癌，更有信心到专科医院找专业医生，而不是未战缴械、早早放弃。

　　在张先生的诊治历程中，美中不足的一点是没有在术后尽早行详尽的肺癌基因检测，因为伴纵隔淋巴结阳性Ⅲ期肺癌在术后复发转移的风险较高；在介入消融阶段依然没有基因检测，导致后期陷入困境。我们所有从事肺癌临床诊疗的人员都应该解放思想、与时俱进，把肺癌的传统诊断分期升级优化，同时明确基因分子分型，才能真正做到心中有数、精准治疗、治愈可期。

广东省人民医院　陈华军

丈夫是我的盔甲
我是他的软肋

📋【病例档案】茜茜　女　58 岁　抗癌十余年

⚕【治疗单位】中南大学湘雅医院

🔍【关 键 词】驱动基因；ROS1 阳性；晚期肺腺癌；脑转移

人生要发生什么都是很快的，让你毫无防备，就像灾难来临时，人都是猝不及防的，我真正体会到了世事无常，而我们在它们面前，只能硬着头皮，迎面而上。

面对死亡这件事，要真的做到坦然，一般人很难做到。我想那些曾经直面过癌症的人，再穿越过暴风雨后，就不是原来的你了。

什么是世间最好的爱？我们那个年代的人羞于谈爱。但是结婚快四十年了，在我的认知范围里，觉得责任就是爱，陪伴就是爱。

丈夫是一个在工作中有作为，在生活中有担当的好男人，遇到他是我今生最大的福气。

他是观察癌症的那个人，而我是体验癌症的那个人

人生没有白走的路，每一步都算数。

我是一名家庭主妇，和丈夫育有两个儿子，年轻的时候帮着丈夫打理工厂的事情。两个儿子从小都非常听话，顺顺利利地长大，完成学业后各自成家立业。如今，大儿子在部队工作，老二跟着丈夫打理工厂。我们的日子算不上大富大贵，但在

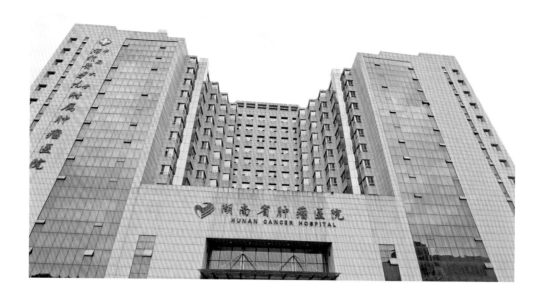

当地也称得上十分富足。

我的丈夫是我们全家人的顶梁柱，这么多年家里大大小小的事情，他基本上都不需要我操心。尤其是两个孩子长大后，我的业余时间更多了，抽空就打打牌，打发一下无聊的时间。别人都说我运气好，遇到了好丈夫。确实是这样的，一路走来，每次遇到困境，他总是挡在我的前面，替我遮风挡雨。

2011年初，我的背部总是隐隐作痛，一开始以为是打牌太久导致的肌肉酸痛，我并没有太在意。朋友建议我在当地找家按摩店做理疗，我听从了她们的建议。

可是一年多去了，背部的症状反而加重了。直到有一晚，我咳了整整一夜，一向严谨的丈夫觉得不能再掉以轻心了，第二天就带我去当地医院检查。

可是，我们跑了好几家医院都不能明确诊断，有的医生怀疑是结核，有的则说是炎症，但都不能给出明确的认定。一向稳重的丈夫终于耐不住性子了。

"咳嗽怎么就能查不出原因呢？"

"走，去湖南最好的医院——长沙的中南大学湘雅医院去。"

平时在家遇到什么事情，都是我听他的，我知道他是一个有主见的男人，他也总觉得我不善于思考。夫妻之间就是这样，弱者总是依赖强者，长久的依赖让我早已成为习惯。很多事情，我从来不问过多的问题，直接听他的安排。

来到湘雅医院后，我们见到的首诊医生就是李斌主任。她熟练地问病史、查体、开检查单，期间全程都是丈夫与李主任沟通病情，似乎我是一个旁观者。不过说实话，我脱离社会很久了，与人打交道的能力确实很差，不善于沟通。我只是记得就诊的整个过程，我的脑子是蒙的。现在回想起来，我也不知道自己说了什么，只记得当时丈夫总一个人去找李主任，也不让我看报告单。我看出了他在有意无意地回避什么，我也没有问他，我心里清楚，他不告诉我也是出于对我的保护。

这么多年的夫妻，我懂他，他更懂我。

有时候看我一个人难受，丈夫总是关切地开导我说："咱家不缺钱，来最好的医院就要用最好的药，尽一切努力给你治病。"

他这么一说，顿时也觉得自己没必要担心什么，很快释怀了，一切听他的指挥，听医生的安排。

化疗 60 次，CT 片加起来重达 100 斤

丈夫出于对我的保护，怕我得知真相后受不了打击，他一直谎称我只是心包积液的问题，所有的治疗都与恶性心包积液有关，并没有其他问题，更不是肺癌。他不让我瞎想，叮嘱我只要按时治疗、好好吃药，少打牌，就能好起来。

从 2012 年 10 月开始，我开始接受第一次治疗（化疗）。因为是第一次，我看出丈夫也很担心，怕药物的副作用过大，我的身体扛不住，所以他早早就为我准备了很多补品。还好第一次治疗结束后，我并没有太大的反应。

这段时间，他除了打理工厂的事情，只要一有空都尽量陪着我散散步、看看电视，从不做家务的他也开始有意无意地帮我打理家务。我也减少了打牌的时间，两个人在家看看电视打发时间。

大概第五次化疗时，我的白细胞降得很低，李主任不同意给我继续治疗，让我先回去等白细胞升起来再来治疗。丈夫觉得这样不行，一旦打乱治疗节奏，很可能疗效就会降低，认为最好不要打乱正常的治疗流程。期间只要我的白细胞掉下来，他就立刻跑遍益阳大大小小的医院帮我找大夫，用各种药物，想尽办法在化疗之前将我的白细胞保持在正常水平，以便维持正常化疗的节奏。也得益于他的这份坚持，我连续化疗多个疗程后，白细胞都维持在正常的水平，副反应也不是太大。

你说要是一点都不痛苦，那是不可能的，化疗这个过程很漫长，每一次化疗造成的痛苦刚好一点，下一次就开始了……周而复始，6 年间我差不多接受了 60 余次的化疗，丈夫和我在益阳往返长沙的这条路上走了上百次。所幸的是，那几年我的症状维持得很好，每次复查都能看到李主任脸上露出满意的表情。

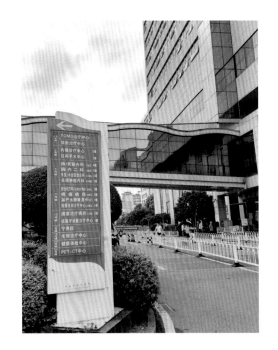

这几年，丈夫始终默默地守护着我，无论他工作多忙，都会亲自陪我到医院。每次后备箱中都带着厚厚的病例和各类CT片子，这几年越积累越厚，他和我开玩笑说这些资料都需要找人来抬着上楼了。

你问我什么是世间最好的爱？我不知道爱情是什么，因为我们那个年代的人羞于谈爱。但是结婚快四十年了，在我的认知范围里，我觉得责任就是爱，丈夫确实是一个在工作中有作为，在生活中有担当的好男人，遇到他是我今生最大的福气。

做一个知进退、懂分寸的人

在完成最后一次化疗后，李主任告诉我在病情稳定的情况下，没有必要需要继续化疗了，可以自行选择是否停药，半年后继续按时复查。我们选择不继续化疗，满心欢喜地回家了。

得知我的病情稳定后，全家人也终于松了一口气了。丈夫一五一十地把实情告诉我。"当初的诊断是肺癌晚期，心包积液并不是最主要的问题，医生说肿瘤已经是晚期，不能手术，只能选择化疗。化疗的效果好不好还不能保证，怕你心里有负担，反而不利于疾病的治疗。"这么多年他第一次向我袒露，他说撒一次谎很容易，难就难在他要用无数个谎来弥补最初的谎言。

其实我心里早就猜到了，出于对他的尊重，我也将计就计配合他"演戏"，我知道这个秘密在他的心里憋得太久了，迟早要告诉我。但我没想到，他居然能瞒了我整整十年。

他说："看着你承受着疾病的痛苦，我更心疼。但好在奇迹发生在你的身上，现在告诉你，我觉得也是时候了。"

从生病开始，我从来没有哭过。这一刻我实在憋不住了，抱着他大哭了一场。

2018 年 10 月，距离复查还有一个月，我突然发现上眼睑总是抬不起来。之前医生就告诉我肺癌易发生脑转移，我在想，怎么会突然眼睛睁不开了呢？是不是脑转移了？

没敢迟疑，第二天直接就来找李主任。查体后，她告诉我们转移的可能性很大……

当时由于医院没有床位，我们只能暂住在院外的宾馆等待脑部核磁的检查结果。

我记得，等待结果的那几天我和丈夫在宾馆，没事就看着窗外发呆，两个人都不说话。我的眼睛睁不开，结果也没出来。我觉得自己快要崩溃了，我心想脑子是人体最重要的器官，肿瘤要是转移至脑中，人肯定完了！

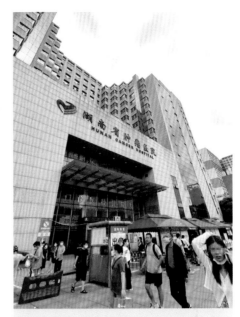

我隐约感觉到这次就没有那么幸运了。女人天生就比较感性，没有男人那么理性。他却反复安慰我等确切的结果出来后再做打算，现在不要胡思乱想。

不出所料，面对脑转移的确诊结果，我和丈夫都无奈了。他很较真，想不通这么多年都维持得特别好，也按照医生的方案按部就班地进行，究竟是哪个环节出错了呢？

李主任看出了我们的无奈，她安慰我们："如今肺癌脑转移的治疗已经进入了精准时代，有很多办法可以实施。尤其是靶向治疗的疗效优于化疗。现在最好的办法就是去先做基因检测，如果能检测出基因突变阳性，就能找到对应的靶向药物，针对性地打击肿瘤。"

我们立刻前往上海进行基因检测，所幸的是我的结果为 ROS1 阳性。李主任建议，塞瑞替尼的颅内控制率高于克唑替尼，推荐用靶向药塞瑞替尼，但由于没有纳入医保目录，每个月的药费需要 5 万多元，非常昂贵，考虑到之前化疗的方案对我有效，李主任决定重新启用原一线方案，颅脑转移灶使用伽马刀切除后，复查结果显示颅内转移灶明显消失。

2020 年底，我一度感到头晕，再次抽取脑脊液检测后，脑转移还是进展了。这次我们不得不改用靶向治疗（洛拉替尼），好在服用一个月后，头晕的情况明显好转。虽然会有一些副作用，身体开始慢慢浮肿，有时候脚肿得厉害时，连鞋子都穿不进去，我每次都是在家人的帮助下完成基本的日常生活。

都说得病是最能照见人心的，何况是癌症呢？"既来之、则安之"，既然它来了，无论是什么，都要学会面对它，因为可能还有更坏的消息在不远处等我。但走过暴风雨后，我早已不是原来那个我，而是更坚强、更勇敢的自己。

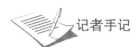 记者手记

由于工作的原因，我与肿瘤科医生打了很多年的交道，经常观察他们在诊室、手术室、病房，旁观他们与患者的对话，感受他们的工作氛围。面对这些长期生存的患者，他们也许早已成为朋友，早已成为彼此生活中重要的人。我作为一名记录肿瘤患者故事的记者，与他们的对话中，难免会讨论生、老、病、死的话题。

勇敢、坚强、永不放弃……这些积极的词，都可以成为他们身上的标签。如今他们再回看往事时，早已云淡风轻。

（文/医师报融媒体记者　秦苗）

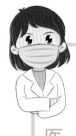

医学小贴士

1 为什么要进行脑脊液检测？

专家：对肺癌脑转移患者而言，目前最经济、最合适的检测手段是做脑脊液的基因检测（二代测序检测）。

2 咯血一定是肺癌吗？

专家：肺癌有的时候会出现咯血症状，但是咯血并不一定全部都是肺癌，有的时候支气管扩张或者结核也可能会造成咯血。

3 肺癌患者每个人都需要基因检测吗？

专家：肺癌患者是有必要进行基因检测的。通过基因检测的结果可以发现突变的基因，并进一步指导肺癌的靶向用药，能够对肺癌患者进行更加精准的个体化治疗，使患者获得更好的预后。

合并脑（脑膜）广泛转移的 *ROS1* 突变肺癌长生存录

病历摘要

茜茜于 2012 年 10 月确诊：左下肺腺癌，*EGFR* 基因检测提示 *EGFR* 野生型。一线治疗：培美曲塞 + 顺铂 6 周期治疗，继以培美曲塞维持治疗。2018 年 10 月首次出现颅内转移，肺内病灶进展并多处转移，纵隔 10L 淋巴结活检示中分化腺癌，组织及脑脊液 NGS 均显示融合基因 *SLC34A2-ROS1*。二线治疗（原一线方案 PP 再挑战联合局部治疗）：PP 方案 6 周期治疗，继以培美曲塞维持治疗，颅脑转移病灶伽马刀治疗，PFS=8 个月。三线治疗：塞瑞替尼，PFS= 13.3 个月。四线治疗：洛拉替尼，PFS=16.8 个月（2020 年 11 月 15 日—2022 年 4 月 10 日）。截至 2022 年 4 月 10 日，患者仍在服用洛拉替尼。

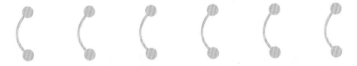

（一）基本情况

姓名：茜茜（化名）　　**性别**：女　　　　**出生年月**：1964 年 4 月

病理类型：腺癌　　　　**驱动基因**：*ROS1*（＋）

初诊诊断（AJCC7th）：左下肺腺癌［cT4N3M1b（肺内、心包），
　　　　　　　　　　　　　Ⅳ 期］

个人史：无吸烟史、嗜酒史。

既往史：否认高血压、糖尿病病史、既往体健。

家族史：否认肿瘤相关病史。

（二）诊治过程

主诉：腰背疼痛 1 年余，咳嗽、气促 1 周。

2012 年 10 月 20 日，患者因"腰背疼痛 1 年余，咳嗽、气促 1 周"至中南大学湘雅医院急诊科就诊。行胸部 CT 平扫＋增强提示双肺内见多发弥散分布大小不等的结节状软组织灶，较大者位于左肺下叶背段，大小为 1.6 cm×1.8 cm，双侧肺门及纵隔淋巴结增大，右侧锁骨上淋巴结增大；心包积液，留置心包引流管，并行细胞学检测发现异形细胞，考虑转移。2012 年 10 月 21 日，行右侧锁骨上淋巴结切除活检，组织病理显示腺癌，TTF-1（＋），NapsinA（＋），考虑肺来源。2012 年 10 月 23 日，转入肿瘤科住院治疗，行纤维支气管镜，镜下见右上叶开口和前支、右中叶黏膜充血肿胀，可见散在小结节；组织病理结果显示少量腺癌组织；*EGFR* 基因检测（ARMS 法）结果提示 *EGFR*（－），初步诊断（AJCC7[th]）：左下肺腺癌【cT4N3M1b（肺内，心包），Ⅳ期】。

一线治疗：

患者诊断晚期肺腺癌，伴有恶性心包积液，基因检测尚未检测到驱动基因突变，体力状态评分（PS）为 3 分；经心包腔置管引流后 PS 改善为 2 分。治疗方案根据 Version 2.2012，10/04/11 NCCN 非小细胞肺癌诊治指南[1]，推荐首选含铂双药化疗，因此患者一线治疗方案：2012 年 10 月 30 日—2013 年 5 月，给予培美曲塞联合顺铂（PP）方案 6 周期化疗。根据 RECIST1.1 标准，最佳疗效评价：疾病缓解（PR），心包积液消失；治疗方案根据 Version 2.2012，10/04/11 NCCN 非小细胞肺癌诊治指南[1]（Paramount 研究）推荐培美曲塞维持治疗，随后予以培美曲塞维持治疗。2018 年 5 月完成最后 1 次培美曲塞维持治疗。规律复查头部 MRI、胸部及上腹部 CT 平扫＋增强，均提示病情稳定。因患者从起始治疗已有 5 年，自行

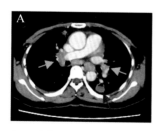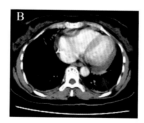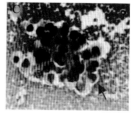

图 A. 胸部 CT：左肺占位（红色箭头方向），双侧肺门淋巴结转移灶（绿色箭头方向）；图 B. 心包累及并积液（红色箭头方向）；图 C. 心包积液细胞学：恶性肿瘤细胞（红色箭头方向）

图 10-1　影像与细胞学诊断结果一

停用培美曲塞维持治疗。2018 年 10 月，因上睑下垂住院，颅脑 MRI 平扫增强显示左侧额叶、右侧胼胝体压部、双侧脑室枕角旁、双侧颞叶、左侧海马。考虑转移。

二线治疗：

患者进一步完成 PET-CT、脑脊液基因检测等，结果提示双侧肺门及纵隔（2R\4R\5\6\7 组）、左锁骨上窝、肝胃间隙（腹腔干周）、腹膜后大血管旁淋巴结转移；左侧胸膜区多发结节，胸膜区转移可能。2018 年 11 月 16 日，行纤维支气管镜检查，取纵隔第 10L 组淋巴结进行组织病理检查，结果显示（10L）淋巴结中分化腺癌，TTF-1（＋），NapsinA（＋）。基因检测显示融合基因 SLC34A2-*ROS1*。脑脊液基因检测显示融合基因 SLC34A2-*ROS1*。基于 2018 年 NCCN 非小细胞肺癌诊治指南推荐建议选择 *ROS1* 抑制剂，月治疗费用 52500 元，未进入医保。考虑患者前期 PP 方案敏感，在维持阶段自行停药 5 个月后复发转移，经与患者及家属沟通同意，重新启用原一线方案。2018 年 10 月开始培美曲塞联合顺铂方案治疗，颅脑转移病灶伽马刀治疗。PP 方案 2 周期后行 PET-CT，疗效评价为 PR，患者上睑下坠症状完全消失。继续 PP 方案。总疗程 6 周期后，继续培美曲塞维持治疗，PFS=8 个月（2018 年 10 月—2019 年 6 月）。

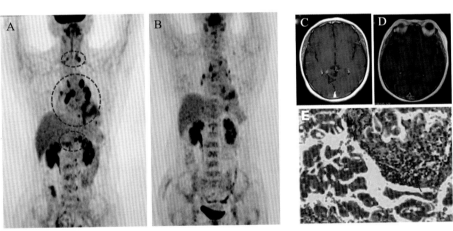

图 A. PET-CT：双侧肺门及纵隔（2R\4R\5\6\7 组）、左锁骨上窝、肝胃间隙（腹腔干周）、腹膜后大血管旁淋巴结转移；左侧胸膜区多发结节，胸膜区转移可能。图 C. 颅脑 MRI 提示颅内多发结节。图 B. 2 周期 PP 方案后，PET-CT 显示肿块缩小。图 D. 颅脑 MRI 显示结节缩小，疗效 PR。图 E. 2018 年 11 月 16 日 10L 淋巴结病理：腺癌。

图 10-2　影像与病理诊断结果四

三线治疗：

2019 年 10 月 6 日，和上次比较，患者头部 MRI 显示右侧枕角旁结节灶较前增大，左侧额叶小结节灶缩小，其余结节灶稳定。胸腹盆腔 CT 平扫增强提示稳定。骨 SPECT 未见转移病灶，颅内病灶进展。根据 Version 1.2020，11/06/19 2019 NCCN 非小细胞肺癌诊治指南 [2]，*ROS1* 阳性患者可选择克唑替尼、塞瑞替尼或 Entrectinib。考虑在 *ALK* 阳性患者中，塞瑞替尼的颅内控制率高于克唑替尼，Entrectinib 未在国内上市，上述药物在 *ROS1* 突变中均未进入医保目录，和家属沟通后开始服用塞瑞替尼。2020 年 1 月 15 日复查头部 MRI 结果显示右侧颞叶内侧病灶明显缩小，左侧额叶病灶同前，右侧颞叶斑点缩小。继续塞瑞替尼，随后定期复查。2020 年 6 月 23 日，MRI 示左侧额叶病灶强化较前明显，左侧颞叶新见两个强化灶，考虑新发转移。胸腹盆腔 CT 显示稳定。根据 2020 年 NCCN 肺癌诊治指南，TKI 靶向治疗中颅内进展可选择局部治疗，予以伽马刀治疗。2020 年 9 月 7 日，颅脑 MRI 平扫增强显示左侧额叶、左颞叶结节灶较前缩小。胸腹盆腔 CT 显示稳定。

四线治疗：

2020 年 11 月 15 日，患者感头昏，颅脑 MRI 显示左侧额叶、左颞叶结节较前缩小；右侧颞叶内侧新发强化结节，软脑膜异常强化，以小脑幕明显，脑膜转移可能。脑脊液细胞学检测显示异形细胞，病情进展。根据 Version 8.2020，09/15/20 2020 NCCN 非小细胞肺癌诊治指南 [2]，*ROS1* 一线靶向治疗进展后可选择洛拉替尼，患者于 2021 年 1 月 13 日改用洛拉替尼。2021 年 2 月 25 日复查脑脊液细胞学转阴，头昏基本消失。MRI 显示左侧额叶结节灶同前，右侧颞叶结节灶未见显示，小脑软脑膜强化基本同前。2021 年 4 月 12 日颅脑 MRI 平扫增强显示脑膜强化较前稍减轻。2021 年 7 月 12 日 MRI 示脑软脑膜强化较前稍减轻，左

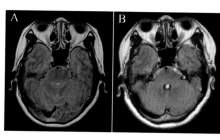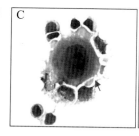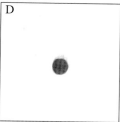

图 A. 颅脑 MRI 显示小脑幕异常强化；图 B. 颅脑 MRI 显示小脑幕强化稍减轻；图 C. 脑脊液细胞学显示异形细胞，洛拉替尼治疗 1 月后；图 D. 脑脊液细胞学显示未见异常细胞

图 10-3　影像与细胞学诊断结果二

侧额叶结节灶大小基本同前，强化程度较前稍减轻。截至 2022 年 4 月 10 日，患者 PFS =16.8 个月，OS=114 个月（9.5 年）。目前患者的一般情况可，无头昏，PS 为 1 分（洛拉替尼所致轻度浮肿）。

参考文献：

［1］NCCN.The NCCN clinical practice guidelines in oncology (version 2.2012)［EB/OL］. Fort Washington: NCCN, 2012.

［2］NCCN.The NCCN clinical practice guidelines in oncology (version 1.2020)［EB/OL］. Fort Washington: NCCN, 2020.

治疗时间轴

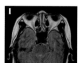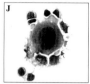

图 I. 颅脑 MRI 显示小脑幕异常强化。图 J. 脑脊液细胞学显示异形细胞。

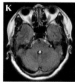

图 K. 颅脑 MRI 显示小脑幕强化稍减轻。图 L. 脑脊液细胞学显示未见异常细胞。

2020 年 11 月 15 日

★病情进展。

★患者于 2021 年 1 月 13 日，改用洛拉替尼，四线治疗：PFS=16.8 个月。

★ 2021 年 2 月 25 日，查脑脊液细胞学转阴。

★头昏基本消失。

★ MRI 显示左侧额叶结节灶同前，右侧颞叶结节灶未见显示。截至 2022 年 4 月 10 日患者仍在服用洛拉替尼。

★小脑软脑膜强化基本同前。

2019 年 10 月 6 日

★三线治疗：塞瑞替尼，PFS= 13.3 个月。

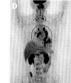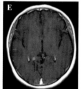

图 D. PET-CT 提示双侧肺门及纵隔（2R\4R\5\6\7 组）、左锁骨上窝、肝胃间隙（腹腔干周）、膜膜后大血管旁淋巴结转移；左侧胸膜区多发结节，胸膜区转移可能。图 E. 颅脑 MRI 提示颅内多发结节。

2018 年 10 月

★首次出现颅内转移，肺内病灶进展并多处转移。

★二线治疗：2 周期 PP 方案，PFS=8 个月。

★ 2018 年 11 月，基因检测 ROS1 融合，PP 方案 6 周期治疗，继以培美曲塞维持治疗。

★颅脑转移病灶伽马刀治疗。

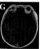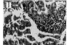

图 F. 2 周期 PP 方案后，PET-CT 显示肿块缩小。图 G. 颅脑 MRI 显示结节缩小，疗效 PR。图 H. 2018 年 11 月 16 日 10L 淋巴结病理：腺癌。

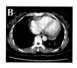

图 A. 胸部 CT 提示左肺占位（红色箭头方向），双侧肺门淋巴结转移灶（绿色箭头方向）。图 B. 心包累及并积液（红色箭头方向）。图 C. 心包积液细胞学：恶性肿瘤细胞（红色箭头方向）。

2012 年 10 月

★确诊左下肺腺癌Ⅳ B 期，EGFR 野生型。

★一线治疗：2012 年 10 月 30 日—2013 年 5 月，培美曲塞＋顺铂 6 周期化疗。

★ PR，心包积液消失。

★培美曲塞维持治疗，PFS=72 个月。

0 1 2 3 4 5 6 7 8 9 10 生存期（年）

读《丈夫是我的盔甲我是他的软肋》有感

专家点评

茜茜的故事我读了好几遍，颇有感触，不只是因为主人翁不屈不挠的抗癌精神和她先生不离不弃的陪伴与守候，更重要的是临床肿瘤学的飞速发展给晚期肺癌患者长生存带来了翻天覆地的变化，晚期肺癌变为慢性病的时代悄然而至。正如茜茜所说的"既来之、则安之，既然它来了，无论是什么，都要学会面对它，因为可能还有更坏的消息在不远处等我。但走过暴风雨后，我早已不是原来那个我，而是更坚强、更勇敢的自己"。晚期肺癌并不像以往那么可怕，得益于现代肿瘤学和医学人文的进步，越来越多的晚期肺癌患者活得更长久、更美好。

医学人文的光芒

得了晚期肺癌是人生的不幸，但茜茜又是十分幸运的，相濡以沫的丈夫对她倾尽了责任和爱心，克服重重困难，义无反顾，且一往情深地支持、爱护和体贴她；李斌主任无微不至的关心、鼓励和担当，让茜茜几度在鬼门关前扭转乾坤，神奇地起死回生。

有时候看茜茜一个人难受的时候，她丈夫总是关切地开导她说："咱家不缺钱，来最好的医院，就要用最好的药，尽一切努力给你治病。"

李主任看出了茜茜夫妻的无奈，安慰他们："如今肺癌脑转移的治疗已经进入了精准时代，有很多办法可以实施。尤其是靶向治疗的疗效优于化疗。现在最好的办法就是先去做基因检测，如果能检测出基因突变阳性，就能找到对应的靶向药物，针对性地打击肿瘤。"

临床医学回归人文、回归临床、回归基本功，淋漓尽致地体现在茜茜的故事里。

循证医学的魅力

医学证据的等级水平、患者的意愿和所在医疗机构中医生的能力构成了循证医学的三要素，俗称循证医学的"金三角"。

2018 年 5 月完成最后 1 次培美曲塞维持治疗，规律复查头部 MRI、胸部及上腹部 CT 平扫＋增强均提示病情稳定。因患者从起始治疗已有 5 年，自行停用培美曲塞维持治疗。

不管是临床试验还是临床实践，"患者的意愿"举足轻重，任何时候都应仔细倾听患者的诉求，尊重患者的意愿。

2019 年 10 月 6 日，和上次比较，患者头部 MRI 显示右侧枕角旁结节灶较前增大，左侧额叶小结节灶缩小，其余结节灶稳定。胸腹盆腔 CT 平扫增强提示稳定，骨 SPECT 未见转移病灶，颅内病灶进展。根据 Version 1.2020，11/06/19 2019 NCCN 非小细胞肺癌诊治指南，*ROS1* 阳性患者可选择克唑替尼、塞瑞替尼或 Entrectinib。考虑在阳性患者中，塞瑞替尼的颅内控制率高于克唑替尼，Entrectinib 未在国内上市，上述药物在 *ROS1* 突变中均未进入医保，和家属沟通后，开始服用塞瑞替尼。

医学证据、所处医疗机构/药物可及性和患者三要素的高度统一，正是循证医学的魅力。

医疗艺术与多学科的智慧

医学是自然科学与人文学科互相交叉、互相渗透和互相促进的综合学科体系。在临床实践中，临床大夫在日常诊疗过程中，在追求真理与坚持现代科学原则的基础上，敬畏生命、呵护生命，力争实现充满良知和人性化的精准治疗或个体化照护，这就是我理解的医疗艺术。

基于 2018 年 NCCN 非小细胞肺癌诊治指南推荐建议选择 *ROS1* 抑制剂，月治疗费用 52500 元，未进入医保目录。考虑患者前期 PP 方案敏感，在维持阶段自行停药 5 月后复发转移，经与患者及家属沟通同意，重新启用原一线方案。

这样的推荐有理有据，结合了茜茜前期治疗的特点（不是疾病进展，而是肿瘤仍在控制中的自我停药）推荐了重新用回一线的治疗方案。实践证明，这个策略仍然取得了 8 个月的疾病控制时间，在化疗时代难能可贵。

多学科团队（MDT）是恶性肿瘤诊治原则的时代潮流，贯穿于恶性肿瘤早中期、局部晚期和晚期的疾病全过程，对于驱动基因阳性的晚期肺癌更是如此。中枢转移型肺癌的诊治是个世界性难题。茜茜脑转移治疗的成功，除了化疗和靶向药物精准治疗外，李斌主任多学科团队的智慧也功不可没。

2018 年 10 月开始培美曲塞联合顺铂方案治疗，颅脑转移病灶使用伽马刀治疗。根据 2020 年 NCCN 肺癌诊治指南，*TKI* 靶向治疗中颅内进展，可选择局部治疗，予以伽马刀治疗。

真诚地希望，一个又一个的"茜茜"活得更好、更长，一个又一个的"李斌主任多学科团队"可以冲出国内、走向国际、走得更远，让晚期肺癌慢性病时代指日可待。

广东省人民医院　杨衿记

怀感恩之心
再为社会添砖加瓦

📋 **【病例档案】**男　抗癌 10 年

⚕ **【治疗单位】**中南大学湘雅二医院

🔍 **【关 键 词】**晚期肺癌；靶向治疗；脑转移；*ALK* 阳性

　　确诊住院的时候我经常做噩梦，梦里我的潜意识一直挣扎着向恐惧低语：我是共产党员，我不会被打倒的。我从农村大山里走出来，贫穷让我明白了生活的不易，学会了感恩。我的成长经历、我患病的十年，得到了老师、医生、家人、同事、朋友的真诚帮助和支持，人的一生会总会遇到各种各样的事情，我只是遇到了癌症。在治疗康复的过程中，我仿佛置身湍急的河流，虽深陷淤泥，但正一步一步向岸边走去，我能感觉到我的身体一天比一天好。我希望可以上岸，再在岸上为社会、为其他人再做一些事情。

倾听身体的警报

　　生活给了我很多宝贵的馈赠，我几乎用燃烧生命的方式在不断地奋力奔跑、追求卓越。在日以继夜的工作中，在一次次加班加点的忙碌里，也许身体早就给我敲响了警钟。

　　我是家里最小的儿子，贫穷的大山里，农村家庭一般都会希望孩子读书上个中专，早早出来工作补贴家用。我的父母和两个哥哥却全力支持我上大学，亲戚们

病情发生了变化，我又继续服用克唑替尼，依然取得了很好的治疗效果。

2018年复查，很久没做核磁，再次检查时发现出现了脑转移。2019年4月，我已经出现了眩晕的症状，复查头部病灶，最大的已经有3.5 cm。4月底，我换成了第二代靶向药物阿来替尼，效果明显。2019年12月，因为脑转移的肿瘤缩小没有那么快，身体出现了症状，所以我做了局部放疗，头部、肺部的肿瘤都缩小了。

在十年的治疗中，我的信念从未被动摇，有病治病，小时候吃过的苦，高中时候入党的经历，让我始终保持信念：把病治好，再为社会、为其他人做点事情。

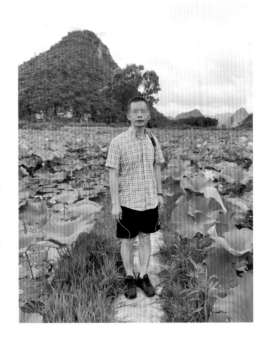

用正面的心态面对一切

2012年确诊到如今已经十年的时间了，刘先领教授早已成为中南大学湘雅二医院肿瘤中心主任、博导，我们成了真正的生死之交。期间我的病情虽有反复，但药物迭代、治疗方法的精进，让病情一直向好的方向发展。在这期间我的师长，甚至以前不认识的校友都表达出了最大的善意和帮助，我的领导、同事给予了我最大的支持。

十年时间我一直在工作，2012年因为有四期化疗，住院时间比较长，出院后我就回到了工作岗位，之后我考虑到自己的身体状况，主动申请调离原岗位。从云南铝业股份有限公司的党委书记、集团副总经理，调任云南冶金集团总公司组织部副部长。

我重新审视了自己过往的工作状态、审视了我的团队，一方面同事、班子已经成长起来，我能够放手更多的事情让他们去做，事必躬亲也许并不是最理想的工作状态；另一方面，生病、治病是"杀敌一千自损八百"的事情，虽然靶向治疗对其他细胞的刺激和副作用小，也无可避免地会出现免疫力下降等情况；第三是

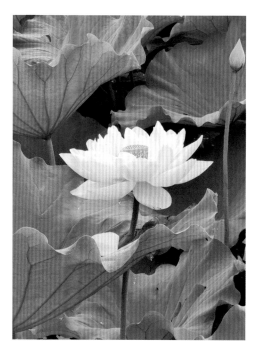

我考虑到女儿今年高考，儿女陪伴在旁的时间是非常短暂的，高考后孩子有自己新的起点和人生，希望能够有更多的时间陪伴孩子。

住院治疗的时候，我想到最糟糕的情况是就此离去，但治疗、康复让我感觉身体一天天好起来，在化疗的过程中我一直用非常正面的心态面对一切，看到的都是好的方面。我的身体素质不错，吃饭、睡眠都没有影响，甚至头发都没怎么掉。晚上睡觉的时候，脑子里有我不能自主控制的恐惧感袭来，但梦境中，我的潜意识也一直在挣扎着向恐惧低鸣，我是共产党员。

我是农民的儿子，我不能说感谢贫穷，感谢生活中吃的所有苦，但正是这些经历让我学会了感恩，明白所有的东西得之不易，所以格外珍惜。我生活中遇到的每一个人都心怀善意，我相信没有无缘无故的帮助，如果你不珍惜生命，每天愁眉苦脸，别人想要帮助你，慢慢地也会被负面情绪影响。

除了相信医学的发展、相信医生给你制定的治疗方案外，面对疾病，我们认为除了用正面的心态面对一切，别无他法。我的信念给了我很大的精神力量，我相信也因此在很大程度上影响了我的身体状况。

我生病之前似乎得到了我能得到的一切，41岁做到了上市公司党委书记、集团副总经理，有理想有抱负，有可支配的资源实现我的事业蓝图，有健康而精力充沛的身体，人生得意马蹄疾。但人生是一场马拉松，不能只用峰值衡量，当身处低谷，精神上的韧性才能无坚不摧。我的心态鼓舞帮助了一些病友，也在一定程度上让周围的人获得了一种精神上的力量，我希望自己能够争取做点事情，继续做点成绩，一个人的一辈子才是有意义、有价值的。

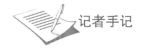 记者手记

在与邓先生对话中，你能感觉到一股平和而绵长的精神力量，在谈到治疗

后期出现了脑转移的时候，也不见他有任何的情绪变化。对于疾病，他似乎不费什么力气就实现了自洽，仿佛这是生命中无数个事件中的一个，"哦，我遇到了这个问题，那我就想办法来解决它。"

我一直试图寻找他的这种精神力量的来源，在他成长经历中，有口粮不够吃的少年时代，有贫穷、求学的艰辛，却在他的描述中通通成了珍惜生活的原因。哪怕是因为聪慧，他用顶尖的学习成绩得来的上学机会都被他轻描淡写成了生命的馈赠和其他人的支持。

作为一个工作狂人，因为身体的原因，邓先生在40多岁阅历和能力达到顶峰的时期主动放弃了原有的工作岗位。我小心翼翼地问到会不会有失落感，邓先生没有一秒犹豫"没有！"他感谢所有过往的拥有，又能坦然面对失去的无常。他几次提到高中就入党的经历，让他能够拥有坚定的信仰。

在重新审视了工作、事业、家庭后，他对生命价值的理解依然落到了"帮助他人"。他积极的人生态度，他的坦然与平和创造了一种磁场，让身处其中的人也获得了力量。在邓先生的描述中，他得到了许许多多善良人的无私帮助。以第三视角看来，是他自己让"天助自助者"这句话具象化了。正如他描述的，治病的过程如身处湍流，他满身淤泥向岸边走去的样子，是我能想象的勇敢的化身和英雄的样子。

（文/医师报融媒体记者　秦苗）

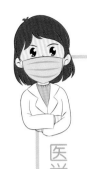

医学小贴士

肿瘤饱满是表示肿瘤增加吗？

专家：肺肿瘤饱满并不一定是增大的意思，最主要是根据肺部CT检查结果明确肿瘤的大小、形态，边界是否清晰、规则，有没有毛刺和分叶以及强化的方式等初步判断肿瘤的性质。必要时需要穿刺活检进行确诊，根据具体的病情评估治疗方案。

十年磨一剑 霜刃未曾尝

病历摘要

患者于 2012 年 11 月 26 日确诊：原发性支气管肺癌（右上肺周围型腺癌 cT4N3M0 ⅢB 期），基因检测提示 *EGFR* 野生型。一线治疗：贝伐珠单抗 + 培美曲塞 + 卡铂 4 周期，贝伐珠单抗 + 培美曲塞 10 周期维持化疗，PFS=14 个月。2014 年 1 月 3 日病情进展，行右锁骨上淋巴结活检，病理示分化差的腺癌，基因检测提示 *ALK* 基因重排（+），诊断：原发性支气管肺癌（右上肺周围型 腺癌 cT4N3M0 Ⅲ B 期）。二线治疗：克唑替尼，PFS2=63 个月。2019 年 4 月 24 日病情再次进展，三线治疗：阿来替尼，PFS3=37 个月，总 OS=114 个月（9.5 年）。截至 2022 年 5 月 20 日，患者仍在口服阿来替尼。

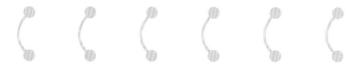

（一）基本情况

姓名： 邓先生　　**性别：** 男　　**出生年月：** 1971 年 2 月

病理类型： 腺癌　　　　**驱动基因：** *ALK* 基因重排

初诊诊断（AJCC7[th]）[1]： 原发性支气管肺癌（右上肺周围型腺癌 cT4N3M0 ⅢB 期）。

个人史： 不吸烟，少量饮酒。

既往史： 否认高血压、糖尿病病史，无特殊。

家族史： 否认家族遗传病史及肿瘤家族史。

至 2022 年 6 月 10 日仍在口服阿来替尼，总 OS=114 个月（9.5 年），患者目前 PS 评分为 0 分。

参考文献：

［1］Rusch, V. W. The IASLC lung cancer staging project: a proposal for a new international lymph node map in the forthcoming seventh edition of the TNM classification for lung cancer［J］. J Thorac Oncol, Off. Publ. Int. Assoc. Study Lung Cancer 4, 2009: 568–577.

［2］NCCN.The NCCN clinical practice guidelines in oncology(version 1.2012)［EB/OL］. Fort Washington : NCCN,2012.

［3］Blackhall, F. Patient-reported outcomes and quality of life in PROFILE 1007: a randomized trial of crizotinib compared with chemotherapy in previously treated patients with *ALK*-positive advanced non-small-cell lung cancer［J］. J Thorac Oncol, Off. Publ. Int. Assoc. Study Lung Cancer 9, 2014: 1625–1633.

［4］Novello, S. Alectinib versus chemotherapy in crizotinib-pretreated anaplastic lymphoma kinase(*ALK*)-positive non-small-cell lung cancer: results from the phase III ALUR study. Ann. Oncol. Off［J］. J Eur. Soc. Med. Oncol. 29, 2018: 1409–1416.

治疗时间轴

2022 年 6 月 10 日

★ 截至 2022 年 6 月 10 日仍在口服阿来替尼，OS=114 个月（9.5 年）。

2019 年 4 月 26 日

★ 三线治疗：阿来替尼 600mg Bid。PFS3=37 个月。

2019 年 4 月 24 日
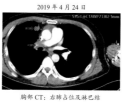
胸部 CT：右肺占位及淋巴结

2019 年 4 月 29 日
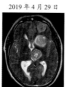
头部 MRI：颅内多发转移瘤

2014 年 1 月 14 日

★ 二线治疗：克唑替尼 250mg bid，PFS2=63 个月。

2014 年 1 月 3 日
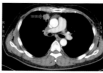
胸部 CT：右肺占位

2019 年 7 月 17 日
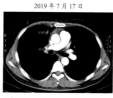
胸部 CT：右肺占位及淋巴结，疗效 PR

2019 年 7 月 17 日
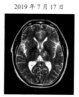
头部 MRI：颅内多发转移瘤，疗效 PR

2014 年 4 月 26 日
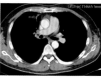
胸部 CT：右肺占位，疗效 PR

2012 年 11 月 26 日

★ 一线治疗：贝伐珠单抗＋培美曲塞＋卡铂（4 周期），维持治疗：贝伐珠单抗＋培美曲塞（10 周期），PFS=14 个月。

2013 年 8 月 26 日
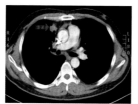
胸部 CT：右肺占位

2012 年 11 月 14 日

★ 全身 PET-CT：①右上肺前段、纵隔旁团块状异常放射性团块影，考虑右上肺癌可能性大。②右锁骨上、纵隔及右肺门淋巴结转移。③右胸膜转移性病变。

★ 肺穿刺病理：分化较差的腺癌。

★ 临床诊断：原发性支气管肺癌（右上肺周围性腺癌 c T4N3M0 Ⅲ B 期）

你永远不会独行　再见仍有彩虹

专家点评

与患者邓先生素未谋面，但透过文字，我能感受到邓先生的坚毅与乐观、信任以及博爱。他给我们讲述了一名晚期肺癌患者的不平凡之路。通过自己的不懈努力，经历人生的风华正茂，但却因遭遇晚期肺癌而需要面对残酷的现实、艰难的前路。但未知领域的苦楚并没有把邓先生压垮，反而激发出他坚强的斗志。虽然不幸，虽然被老天爷开了巨大的玩笑，但他积极向上、乐观豁达的心态，不想当患者、一心想做回社会人的意愿，同时拥有中共党员过硬的心理素质，把专业交给医生，相信科学，保持信念，最终让邓先生战胜病魔，获得长生存的美好结果。

女作家海伦·凯勒的故事告诉我们，若一个人心中有光，又何惧山高路长！邓先生不也是一样吗？生命即使有瑕疵，但信念从未被动摇，有病治病，小时候吃过的苦、高中时候入党的经历，让他始终保持信念：把病治好，再为社会，为其他人做点事情。

纵使经受化疗的施虐，最后他挺过来，但经历化疗短暂的蜜月期后，肺癌终究难免有进展。但他幸得幸运之神眷顾，再次活检基因检查提示 ALK 基因重排。上帝关了一扇窗，但开了一扇门，这份弥足珍贵的、迟来的礼物—克唑替尼，成了邓先生与肺癌和谐共存的 4 年美好时光的一剂良药，但肿瘤颅内转移却给一代药物画上句号，幸得经过二代 ALK-TKI 阿来替尼治疗，同时辅以头颅放疗，效果显著。现在邓先生已经回归社会，重拾工作，继续发光发热；回归家庭，陪伴家人，享受天伦之乐，开拓自己人生的另一片天空。

在反复品味邓先生的故事，我明白也能理解，对于再坚强的人，在疾病面前依然是弱者，但你从来不是一个人独行，伴你前行的是你的老师、医生、家人、同事、朋友的真诚帮助和支持。正如歌曲《你永远不会独行》描述，当你穿过一场风暴，请高昂你的头，不要害怕黑暗，在那风暴尽头，是片金色天空，和百灵那甜美的歌声，穿过风，穿过雨，你的梦想或许会破灭，但带着你心中的希望前进，你永远不会独行。

ALK-TKI 是一条神奇的通路，作为继 *EGFR* 通路后一条靶向治疗通路，ALK-TKI 已经云集了一、二、三代多种药物，百花齐放，有效控制肿瘤的效果为其获得了黄金突变，"钻石突变"的美誉。而且最近国内获批的三代 ALK-TKI 洛拉替尼横空出世，拥有更长的PFS，更好的脑转移控制，让国人可以触及天空的湛蓝。相信 *ALK* 患者在乎的不是现在，值得期待的还在未来。让生命继续怒放，期待下一个十年的辉煌，让生命之花继续绽放。

附《你永远不会独行》歌词：

You'll never walk alone

《你永远不会独行》

When you walk through a storm

（当你穿过一场风暴）

Hold your head up high

（请高昂你的头）

And don't be afraid of the dark

（不要害怕黑暗）

At the end of a storm is a golden sky

（在那风暴尽头，是片金色天空）

And the sweet silver song of a lark

（和百灵那甜美的歌声）

Walk on through the wind

（穿过风）

Walk on through the rain

（穿过雨）

Though' your dreams be tossed and blown

（你的梦想或许会破灭）

Walk on，walk on with hope in your heart

（但带着你心中的希望前进）

And you'll never walk alone

（你永远不会独行）

You'll never walk alone

（你永远不会独行）

广东省人民医院　崔景华　郭纪全

放弃希望才是
人生不可治愈的病

📋【病例档案】女　抗癌十余年

⚕【治疗单位】湖南省肿瘤医院

🔍【关 键 词】脑转移；靶向治疗；局部复发；ALK 突变

　　患病十年，从最初的迷茫、不能接受、无法理解，到现在的坦然，我学会了坚强、勇敢、乐观和改变……十年的抗癌路程里，我结识了许多病友，也曾多次近距离感受过死亡。更重要的是，我明白了一个道理：疾病不会毁灭一个人，放弃希望才是人生不可治愈的疾病。

确诊那年，我 28 岁

　　由于家人的善意隐瞒，所以我一直以为自己的肺部只是一个良性肿瘤，做完手术就能万事大吉了，因此一开始没有任何心理负担。

　　得知自己病情的真实情况，是在做完右下肺病灶切除手术后，需要我配合后续化疗时，家人才告诉我，确诊为原发性支气管肺癌。

　　那一年，我 28 岁。

　　后来回想，其实疾病早就有了征兆。在 2012 年的很长一段时间里，我出现了呼吸困难、胸闷气短的症状，即使是最正常不过的平躺，也会让我感到呼吸短促。

　　但由于并未出现咳嗽、咳血等症状，我就没有重视，加之彼时工作繁忙，以为只是自己状态不行罢了，所以一直拖着，以为能自愈。直到拖了多月，症状没有任何缓解甚至更严重了，于是在 2012 年 12 月才去医院呼吸内科检查。

和大部分病友一样，我是在毫无心理准备的情况下遭受了癌症的"偷袭"。在得知病情的那一刻，宛如晴天霹雳，心情跌到了谷底。除了对疾病的恐惧与无知，剩下的就是沮丧，满脑子想的是为什么？为什么是我，为什么是现在，为什么……

再多的不解也无法阻挡现实的发生。因为患病，工作可能会失去上升机会，家里的积蓄也全部用来看病，甚至身边的人会有意无意地疏远，容颜也因为药物发生了改变。

留下的，是没完没了的治疗以及无休无止的担忧。

"凭什么？一纸诊断就毁了我的人生，这该死的癌……"我几乎每天都在心里咒骂着，但无论如何，现实就摆在面前，除了接受我别无选择。

心里只想着，我的女儿才 3 岁，为了她我要好好活下去，哪怕只有一线生机。

抗癌路上最黑暗的日子：头部转移

2013 年，手术病灶切除后，我接受了 4 个疗程的紫杉醇化疗和 28 次放疗。

化疗期间我的情绪波动很大，经常会感到暴躁不安，也出现了病耻感。尤其是在医院目睹了其他患者出现化疗不良反应时，我的情绪更难控制了，经常会因为

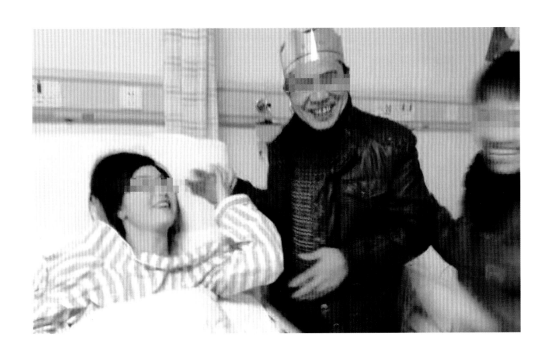

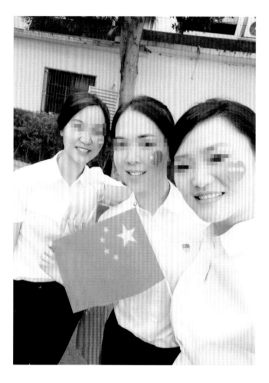

一些小事就大发雷霆，好在家人给予了我莫大的理解与包容。

放疗阶段是治疗周期最长的。有一次，由于家庭原因，我只能孤身前往医院进行住院治疗，这一住就是68天。期间那种孤独感、无助感以及对病情的不可预料的恐惧感全向我袭来，这也使治疗中产生的疼痛无限放大。

2015年下半年放疗结束后，复查发现我的肺部出现了轻微的纤维化。于是又在中西医结合科就诊，医生嘱咐我每个月都要去拿药，回家煎着喝。

看着药方里数不清的中药以及一些平时我看都不敢看的虫类，不由得一阵畏难情绪涌上心头。但为了治病、为了可爱的女儿与不离不弃的家人，我也只能一咬牙、一闭眼，大口地把熬好的药喝下去。

然而不到半年，我的肠胃就发出了警告！当我被转到靶向门诊复查时得知，脑转移。

这应该是我抗癌路上最黑暗的一段日子了，因为在我当时的认知里，癌症只要发生转移就代表没有救了，更何况转移的还是脑部！

我的心态再一次崩溃了，回忆起那段日子仍感觉十分灰暗，好像之前所做的一切努力都白费了，一时找不到治疗的希望在哪，家人也陷入无尽的痛苦中。

不幸患癌的我却十分幸运

幸运的是，在2016年，我遇到了现在的主治医生—湖南省肿瘤医院张永昌教授。是他给了我信心，在我的抗癌路上指明了方向。

初见张永昌教授时，我的一颗浮躁的心就被他骨子里散发的温柔所抚慰，张永昌教授对我关心备至。针对脑部转移灶，张教授为我安排了伽马刀治疗。

在做伽马刀定位上架子时，随着医生手中冰冷的钢钉一点一点在我的头骨中拧紧，我的眼泪终于忍不住了，哗哗直流，好在我没有受到较大的影响。取下架子，进行常规治疗消脑水肿后，也未留下后遗症。

同时，张教授也一直在鼓励我："不用怕，一定还有其他的治疗方案，要相信我们，你要做的就是积极配合治疗。"看着他坚定的眼神，我感到十分安心，心态也发生了很大的改变，脑转移带来的恐惧也随之减轻。

在张永昌教授的建议下，我进行了基因检测。等待结果的一周里，每天都是煎熬，甚至连最坏的打算我都想好了。

怀着忐忑的心情终于等来了基因检测报告结果，张教授告诉我是 ALK "钻石突变"类型。

他高兴地说："你看，说了不用怕吧！罹患了肺癌是不幸的，但如果发现了 ALK 融合基因突变，那就是不幸中的万幸了。相较其他靶点及药物，具有 ALK 基因突变的患者使用相应的靶向药可获得更好的疗效和更长的生存期，ALK 抑制剂能有效抑制肿瘤。"

这番话，重新点燃了我的希望。

靶向药最大程度地控制住了我的病情

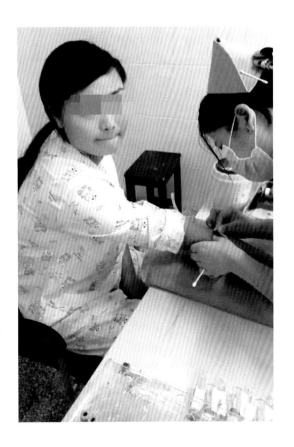

张教授为我制定了治疗方案，从 2016 年 3 月开始，我每天早晚服用克唑替尼。

事实证明，相信张教授是正确的选择。一个月后我的症状就得到了明显改善，精神状态也一改从前，不禁感慨我终于能像正常人一样生活了！

2016 年 7 月 18 日，我收到了一个好消息，经靶向药物治疗后，检查报告上写着肿瘤完全缓解，医生告诉我这意味着所有癌症的靶病灶消失，没有新的病灶出现，肿瘤标志物正常!

得到这个消息的我,和家人抱在一起喜极而泣。

治疗肿瘤的方法有很多,但是由于肿瘤的个体差异性,要找到合适自己的治疗方案并非易事。在湖南省肿瘤医院靶向门诊治疗期间,我和病友们都感受到了来自主任杨农教授带领的团队提供的高质量医疗服务。病友们在患者群里提出的问题,都会得到医生专业的回复。

医务人员如同家人一般对待我们,为我们提供专业且精心的治疗,鼓励我们重拾对未来的信心。在治疗的路上,有他们的保驾护航,我何其幸运!

在 2018 年和 2019 年年中,我的头部病灶再次发生了转移,但经过张永昌教授和团队的多方考虑,针对病灶位置与大小,依旧选择局部伽马刀处理,并继续使用靶向药克唑替尼,我的恢复效果仍然非常好,目前生活和正常人无区别了。

大概是因为这个病把我这一生的霉运都带走了吧!所以剩下来的都是好运了。

靶向药最大程度地控制住了我的病情,每天两粒药、按时复查就能控制病情,回归到正常的生活中去,这已经是我最大的满足了,更何况还有这么多爱着我的人!我要坚强勇敢地活下去。

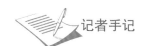 记者手记

对比段女士发来她的 2012—2022 年的照片,不难发现,她的容貌在一定程度上发生了改变。在药物的影响下,照片上的她看起来确实比十年前要丰腴一些,但脸上的笑容没有被病魔带走,她还是如从前一般爱笑。

2012 年查出癌症后,要进行手术治疗时,正好赶上了父亲 50 岁的生日。一直是父亲掌上明珠的她,因为身上的引流管无法下床,于是一家人陪着父亲在医院里过了一个难忘的生日。

她说:"癌症患者比人们想象中的要脆弱、敏感,除了需要家人多加留意、体谅外,更重要的还是要靠患者自己摆正心态,进行自我救赎。在理智上听从医嘱的同时,要学会平静又坚强地融入社会。"

十年来,段女士除了认真听从医嘱,也会从线上、专业科普渠道了解一些疾病知识。她也鼓励每位病友多学习关于肺癌的知识。她说:"只有去学习、了解

疾病，才能削减对疾病的恐惧，在必要时刻有一个正确的判断，也更能明白医生设计治疗方案的意义，配合医生将治疗更好地进行下去。"

她是一个充满阳光的人。身边的人都这样评价她。的确，和段女士成为微信好友后，经常能看见她随手分享在朋友圈的生活片段：运动打卡、美食制作、跳舞瑜伽、与女儿悠闲的亲子时光……这些都是她热爱生活的表现。

"虽然我不幸患癌，但我是幸运的。查出来了生病就还有治疗和改变的可能。"谈起十年抗癌之路，她满是感恩与知足。主治医生张永昌教授团队的帮助、公司及同事的关照、家人不离不弃的支持与陪伴，都成为了她抗癌路上的动力。

目前的段女士完全看不出来是一位肺癌脑转移的晚期癌症患者。她的精神状态十分不错，工作和生活都回归到了正常轨道上，平时的兴趣爱好也非常广泛，陪伴女儿学琴的同时自己也被音乐熏陶，经常会与女儿一起演奏，即使是简单的曲目，她也乐在其中。

靶向药的出现，给许多患者创造了一个又一个超长生存期的奇迹。如今，将恶性肿瘤当做慢性病看待是完全有可能的。尤其是随着现代医学技术的发展，越来越多的靶向药得以上市并运用于临床，ALK 患者生存期达 8 ～ 10 年早已不是梦了，甚至能取得更长的生存期，肿瘤患者迎来了春天。

（文 / 医师报融媒体记者　张玉辉）

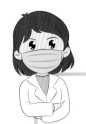

医学小贴士

问题：肿瘤标志物

专家：肿瘤标志物，是指特征性存在于恶性肿瘤细胞或是恶性肿瘤细胞异常产生的物质，或者是宿主对于肿瘤的刺激反应而产生的物质，并且能够反映肿瘤的发生、发展，可用于监测肿瘤对于治疗反应的一类物质。肿瘤标志物存在于肿瘤患者的组织、体液以及排泄物之中，能够用免疫学、生物学以及化学的方法来检测到。

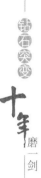
与家人齐心共创
靶向治疗生命奇迹

病历摘要　患者于 2012 年 12 月 15 日确诊：左肺腺癌，并行左肺癌根治术，术后病理诊断：腺癌，pT1N2M0 Ⅲ A 期，术后行 4 周期辅助化疗 + 放疗，Ventana 检测示 *ALK* 阳性。2015 年 5 月发现脑转移，行 NGS 检测提示 *EML4-ALK* 融合。一线治疗：克唑替尼，治疗至今。期间行脑转移病灶伽马刀，疗效评价为 PR。

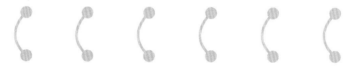

（一）基本情况

姓名： 段女士　　　**性别：** 女　　　**出生年月：** 1984 年 12 月

初诊年龄： 28 岁　　**病理类型：** 腺癌

驱动基因： *EML4-ALK* 融合

初诊诊断（AJCC7[th]）： 原发性支气管肺癌左肺周围型腺癌

　　　　　　　　　　　pT1N2M0 Ⅲ A。

个人史： 无吸烟史。

既往史： 既往体健。

家族史： 否认肿瘤相关家族史。

（二）诊疗过程

主诉：确诊肺腺癌 10 年余，克唑替尼靶向治疗中。

患者于 2012 年 5 月无明显诱因出现呼吸困难、胸闷气短，未出现咳嗽、咯血。

从绝望中寻找希望

专家点评

　　小段是一个乐观、坚强的女孩，在28岁的花样年华确诊为肺癌，对于任何人来说都是难以接受的一件事情，更令人绝望的是术后不到三年就出现了脑转移，字里行间能感受到她的迷茫、崩溃、孤独和无助！但坚强的小段没有放弃，从绝望中寻找希望，在张永昌教授团队的帮助下，创造了晚期肺癌的长生存奇迹。

靶向治疗——光照进来的地方

　　靶向治疗，我们形象地称之为精确制导的"导弹"，而针对 ALK 基因靶向治疗可谓是其中的"洲际导弹"。因为 ALK 融合突变的发生率低，治疗效果好，被称为"钻石突变"。就像文中张永昌教授所说"罹患了肺癌是不幸的，但如果发现了 ALK 融合基因突变，那就是不幸中的万幸了。"随后小段接受了标准的一代 ALK-TKI 克唑替尼靶向治疗，就像是黑暗中的一束光照进了她的生命，带来了随后长达 7 年的高质量的长生存。

局部治疗——助力逆风飞翔

　　小段出现病灶脑转移，在靶向治疗的同时，接受了脑转移灶的伽马刀治疗；同时后面又两次出现病灶脑转移，张永昌教授团队没有贸然更换全身治疗方案，而是遵循局部进展的处理原则，继续在原方案靶向治疗的基础上进行局部伽马刀治疗，运用局部和全身治疗结合的方式，尽量延长了小段从克唑替尼治疗中获益的时间，也为后线治疗保存了更多的选择机会。这种恰当的治疗决策，体现了医生选择治疗方式的平衡和艺术。

医患同心——共创生命奇迹

看小段的心路历程，从悲观绝望到摆正心态，从痛苦崩溃到自我救赎。她主动了解疾病知识、积极配合治疗、坚强融入社会，这些都值得患者朋友学习。抗癌路上，张永昌教授的安慰和鼓励给了小段莫大的精神力量，小段心中也充满着对张教授团队的信任和感恩。患者的全心托付、医者的妙手仁心，使医患之间的联手协作共同谱写了这曲生命之歌！

目前，一共有三代的多个 *ALK* 靶向药物已上市进入临床，新的药物也在不断被研发，这些都将成为我们手中和病魔斗争的有力武器。小段仅使用了一种靶向药物，未来之路虽阻且长，但相信阳光爱笑的小段在医生的帮助下会继续创造生命的奇迹，继续拥抱生活的美好！

北京大学国际医院　张玲玲

这场病让我有了重新
选择一种生活方式的契机

【病例档案】女　抗癌10年

【治疗单位】河南省肿瘤医院

【关 键 词】脑转移；靶向治疗；ALK 突变

> 癌症是块试金石，既照见自己，也能照见我身边的每一个相关的人。这十年里，我从恐惧、无助、焦虑，最终变得理性、积极、从容，癌症折磨我，但也同样激励着我。
>
> 在癌症面前，我看到有的人不堪重负，有的人相信阳光总在风雨后。
>
> 癌症很复杂，跟其他医学问题相比要复杂得多。像人生一样复杂，经历过，就学会如何思考癌症，也学会了如何思考人生，以及如何对待自己剩余的人生，如何重新看待这个世界。

人总是很难相信自己无法接受的结果

事业和家庭这两件事，是所有职业女性都要面对的问题，对于一名从事古建筑修复工作的女人来讲更具挑战。我十分热爱这份工作，它不仅带给我的是安身立命之本，还有满满的获得感和荣誉感。但由于工作的性质，需要高强度的脑力和体力，甚至常常一头扎进去就沉浸其中，没日没夜地在电脑前工作，让我无暇顾及丈夫和女儿，甚至是自己的身体。

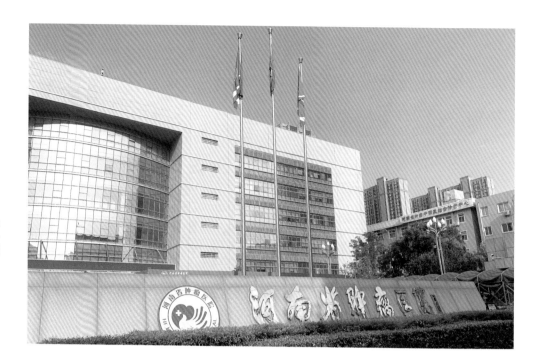

　　长期伏案工作，最先出现的职业病就是浑身各个关节都不听使唤，有时候颈椎、腰椎都疼得难受，但痴迷于工作的我，并没有当回事，总觉得挺一下就好了。直到 2012 年 5 月，头疼实在难忍，有一次晕倒在工作现场后，丈夫实在看不下去了，埋怨我工作起来连命都不要了，他和女儿轮番劝阻，强制让我放下手头的工作去医院检查。

　　由于经常头痛，自认为是颈椎压迫的原因，在丈夫的陪同下，我们来到了郑州大学第一附属医院骨科。经过骨科医生检查后，并没有发现颈椎的大问题，诊断是关节退行性病变，并无大碍。我暗自"侥幸"，看着丈夫和女儿，告诉他们说："看吧，没啥大事，我的身体我懂它！"从医院回去之后，我就更肆无忌惮地投入到工作中去了。丈夫和女儿松了一口气，也拿我没办法，他们知道这是我的热爱。

　　其实说实话，那几个月我虽然心理上放松了些，但身体承受的痛苦并不轻松。疼痛的症状越来越严重，尤其是在夜里，实在疼得受不了，只能靠吃几片镇痛药扛过去。11 月底，郑州的天气开始变冷，有一次外出工作中，我突然发现自己的右腿不受大脑控制，走起路来似乎和我的大脑"断联"了。我开始意识到，我的问题可能并不是"颈椎狭窄"那么简单。

　　吸取上次的就诊经验，经多方打听后，这次在朋友和家人的建议下，我来到了河南省中医院，一来是相信传统中医对骨关节病变有较好的疗效，二来也想多方听听医生的建议。中医院的医生听了我的描述后，不认为是关节的问题。他告诉我："如果是颈椎问题，不可能在短短5个月就出现行走不便的问题。"医生告诉我，很可能是脑子里的问题，需要对脑部进行CT扫描。

经过一系列检查后，CT检查的结果让我大吃一惊。我的脑子里居然悄无声息地长了一个鸡蛋大小的占位（由于不明确属性，还未能定性）。经过详细的检查后，医生告诉我，真正的罪魁祸首，也就是原发肿瘤在肺部，脑部是转移瘤。由于脑部的肿瘤压迫了运动神经才导致右腿出现问题，这段时间的头痛、身体无力、晕厥等都与它有关……

医生后面说的话，我几乎听不到了，我呆呆地看着医生一张一合的嘴，时间仿佛停滞了一般，脑子里一片空白。丈夫在一旁也不敢直视医生的眼睛，只是盯着桌子上的诊断书陷入了沉思。我扫了他一眼，他那种带着惊讶、焦灼、疑惑、难过的目光，刻在我心里很久很久。我从医生手里接过诊断书后，很难相信这是真的，可能人总是很难相信自己无法接受的结果吧。

生死是一门课，却没有人教过我们该怎么做

有一位哲学家曾说过：人生就是持续不断地忍耐和接受。我深有体会，但是疾病，尤其是这类绝症会把你放在那种近乎绝望的境地当中，让你感受很多你原来根本感受不到的东西。

由于肺部肿瘤已处于晚期，无法手术，再加上脑部的转移灶严重压迫运动神经，郑州的医生建议我们去上一级医院就诊，我们不敢耽误时间了。在决定去北京求医之前，我随便找了个名义召集到了所有的亲朋好友，请大家一起聚聚。因为我不敢想后面的生活会面临什么，会有什么遭遇，我想最后看看大家，也让大家看看我。

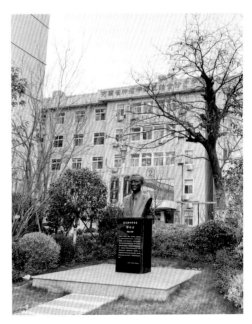

那一天，我没有告诉他们患病的消息，我只记得我似乎又回到了从前，笑

得很开心，因为我想让他们永远记住我开心的模样。

次日，在丈夫的陪同下，我去北京大学肿瘤医院求医。这里是北部最好的肿瘤专科医院，很多专家都是一号难求。那个时候挂号还不像现在这么智能，初来乍到我们也摸不着头脑，只记得那一年的北京格外冷，每天天还没亮我们就裹着厚厚的羽绒服在寒风中排队挂号。可是轮到我们的时候，当天的号就没有了，无奈只能等第二天再来。最初的几天一直没挂上号，万分着急之下，只好去找"黄牛"。

北京大学肿瘤医院的医生看过之后，认为脑部的转移灶位置不好，手术切除风险很大，他们建议先化疗然后再做手术。脑部就像有个"炸弹"一样，考虑到肿瘤压迫运动神经的因素，严重影响生活质量，我们还是想先做手术，于是决定去北京天坛医院找找神经外科的专家。辗转多日，正好赶上过年，这是有史以来我们第一年在外地医院过年，从医院的窗外看着北京大街小巷的万家灯火，气氛不免令人伤感。

天坛医院给我的答复是一样的，手术风险高，有致残的可能，最重要的是，即便是手术，还需要排队 1 ~ 2 个月。走了这么多家医院后，我感觉到，医疗上很难做出最"正确"的判断，因为医学太复杂，肿瘤太复杂，很难说如果怎么样就会得到怎么样的结果。

年后，我们经朋友推荐，来到天津市肿瘤医院，听从医生的建议，头部先做放疗，肺部化疗。前前后后我经过了 30 次脑部放疗、20 次肺部化疗。这个数字听起

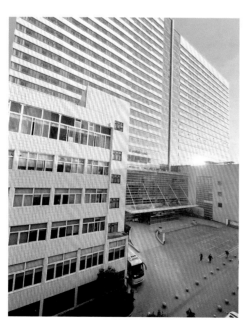

来很可怕，但说来也怪，高强度的放化疗并未对我的身体造成多大的影响，甚至医生和患者看到我的报告后，认为我应该是满身插满管子躺在床上的人，现实却是我看起来和正常人一样，这给了我很大的信心。但是心理和身体的苦只有自己知道。

那段时间放下所有的工作后，我整个人反而释怀了，不再挂念工作。这也让我逐步意识到，工作离开我也会正常运转，就像这个地球离开谁都照样转，但自己的身体离开了健康就真的转不起

来了。另外就是面对生死这件事，要真的坦然太难了，因为没有人教过我们如何正确面对它，但它就这样悄无声息地来了。我想再坚强和坦然的人，都需要时间去化解心中的恐惧。

丈夫是个乐观的人，他的所言所行总能潜移默化地影响我，他告诉我别胡思乱想就是最好的"药"。这段放化疗的日子，他都尽可能地陪着我，有时候出去散散步、适当运动外，我自己一个人的时候就是看看书，在手机上唱唱歌。就这样慢慢熬过了最艰难的时刻。

真正需要被治愈的是我们被"癌症"打击后的心灵

一直到 2013 年，肺部和脑部的肿瘤都控制得还不错，我们便回到郑州，选择在当地治疗接着治疗，这样也减少一些奔波。河南省肿瘤医院呼吸内科赵艳秋主任和陈利娟教授仔细看过我们之前的治疗记录后，认为有必要做基因检测。

在她们的建议下，我们接受了基因检测，所幸我属于 ALK 融合基因突变，她们告诉我，这个突变是肺癌中的"钻石突变"，幸运的是针对该基因的药物（克唑替尼）刚刚在国内上市，有药可医。赵主任说："这是个好事，能接触到最新的治疗方法，应该紧紧地抓住。"多年之后的今天我才知道我竟是河南省第一位服用第一代 ALK 抑制剂的幸运儿。

2015 年，吃了两年的克唑替尼后，在一次复查中，我被发现脑部的病灶出现增大且有新发病灶。医生建议我停用克唑替尼，并加入到另外一项临床研究中（塞瑞替尼），这款药物的疗效也很好，相比于克唑替尼会有副作用，但整体可以克服。

丈夫帮我分析了目前的治疗现况后，觉得可行性很大，抛开外部因素，疗效始终要放在第一位，于是我们决定南下求医。从打包行李到联系在广州租房子、找医院，一波操作下来，短短十天都搞定了。踏上飞机的那一刻，我就像奔赴一场生死之约。当飞机飞离地面的那一刻，我透过飞机窗户看着越来越远的家乡，我哭了出来。我没想到因为治病，我要远离家乡，远离这片热土。

来到中山大学肿瘤防治中心后顺利的入组后，我脑部和肺部的肿瘤开始慢慢缩小，一年以后再去做检查，它们越来越小，真的太神奇了！和化疗相比，靶向治疗的太神奇了。我现在每三个月进行一次例行检查，感觉三个月一眨眼就过去了。每次检查，我其实都很紧张，医生告诉我，"别怕，现在有第三代药物了，如果肿瘤发生进展，可以随时换药。"

2019 年，我脑部新发病灶，停用塞瑞替尼，口服第三代靶向药物洛拉替尼。目前一切安好。时光飞逝，距离当初确诊的日子已经过了十年了，现在的生活已经步入正轨，这些年身体好的时候，我和丈夫也去了南方的一些城市，体验到了之前没有见过的美食和美景。朋友说我好像是在和时间赛跑，其实我只是觉得想做事情还是尽快做吧，人生的意义在于此。

这两年，我也逐渐适应了休养生息的日子。当身体舒适、没有病痛时，我会涌出一种幸福的感受。觉得日子非常美好，很满足当下的状态，这种感受以前几乎很少能感受到。可以用恬静、淡然、豁然开朗来形容此刻的状态，幸福真的是一种状态、一种对生活磨难后的领悟。

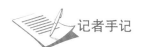记者手记

孙女士患病前在职场中一定是优雅、知性、干练的女性形象。她严谨和理性的工作风格也体现在患病之后，对治疗、对自己身体和心理的正确理解，以及很快和疾病之间找到更适合的相处模式。这场长达十年的抗癌之路，疾病让她的形象受损，让她失去独自行走的自由，但身体和心理的双重打击，并没有击垮她坚强的心，反而让她变得更有韧性和有力。

另外，让我感受最深的是，她有一种"认命"的态度，但又带着永不服输的精神。我能想象这样的场景，午后，一杯茶、一把摇椅、一首歌，她随着优美的旋律轻轻哼唱，声音时而悠扬，时而高亢。音乐声散落在她的周围，一切都那么自然，一切都那么恰如其分。

（文／医师报融媒体记者　秦苗）

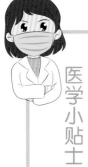

同步放化疗：是指同时进行放疗和化疗，属于两种治疗方式。放疗每天 1 次，1 周中 5 天治疗，2 天休息。每疗程进行 20 ~ 30 次不等，持续 1 ~ 1.5 个月的时间，在这一段治疗时间中，同时进行 2 ~ 3 周期化疗，即同步放化疗。

癌症是一场劫难
我们都在书写自己的奇迹

病历摘要

病例摘要：患者女，47 岁，2012 年 12 月诊断考虑左肺肿瘤伴脑转移。一线治疗：同步放化疗。最佳疗效评价为 PD。二线治疗：吉非替尼 PFS=2 月，最佳疗效评价为 PD。三线治疗：2013 年 4 月病理活检提示肺腺癌，组织基因检测发现 *EML4-ALK* 融合基因。诊断：原发性左肺腺癌并脑转移（Ⅳ 期，*EML4-ALK* 融合基因阳性）。予以克唑替尼治疗，PFS=22 个月，最佳疗效评价为 PR。四线治疗：塞瑞替尼，PFS=48 个月，最佳疗效评价为 PR。五线治疗：洛拉替尼，最佳疗效评价为 PR，总 OS=114 个月（9.5 年）。截至 2022 年 6 月 20 日，患者仍在口服洛拉替尼，无特殊不适。

（一）基本情况

姓名：孙女士　　　　**性别**：女　　　**出生年月**：1961 年 3 月

初诊年龄：47 岁　　　**病理类型**：肺腺癌

驱动基因：*EML-ALK* 融合基因阳性

初诊诊断（AJCC7th）[1]：原发性支气管肺癌 左肺腺癌 Ⅳ 期 颅脑多发转移，胸腔积液。

个人史：无吸烟史。

既往史：既往体健。

家族史：否认肿瘤相关家族史。

（二）诊疗过程

主诉：胸背部疼痛、右侧肢体偏瘫近 10 年。

现病史：10 年前患者因胸背部疼痛、右侧肢体偏瘫，在河南省中医院行 CT 检查提示左肺不规则软组织肿块，考虑肿瘤；左胸腔少量积液；头部多发转移瘤。遂至天津医科大学中医院行肺穿刺活检病理显示左肺腺癌，*EGFR* 突变（−）。临床诊断：左肺腺癌并脑转移Ⅳ期。

一线治疗（同步放化疗）：

患者 2012 年 12 月 CT 结果考虑左肺肿瘤伴颅脑多发转移瘤，无手术指征。体力评分状态为 1 分。根据 2012 年 NCCN[2] 指南推荐，给予患者同步放化疗进行治疗，具体为全脑照射 DT 56Gy/30f+ 左肺姑息性放疗 DT 56Gy/30f 同步"培美曲塞 500mg/m^2+ 顺铂 75mg/m^2"两周期（Q3W）。复查 CT 示胸腔积液较前增多，最佳疗效评价为疾病进展（PD）（评估标准根据 RECIST 1.1）。

二线治疗（靶向治疗，*EGFR* 突变阴性）：

患者进行同步放化疗治疗后出现疾病进展，考虑 2013 年 2 月 20 日 ~ 4 月 10 日吉非替尼 250mg qd po。

2013 年 4 月 11 日在郑大二附院复查胸部 CT：①左肺肿块较前变化不大；②左胸腔积液较前增多。

三线治疗（靶向治疗）：

为明确是否存在驱动基因突变情况，根据在 2012 年 NCCN[2] 指南中增加了 *ALK* 检测及针对 *ALK* 阳性患者的治疗策略，故在患者一线化疗进展后，2013 年 4 月 22 日肺穿刺活检病理示肺腺癌，基因检测范围内发现 *EML4-ALK* 融合基因。遂 2013 年 5 月 20 日—2015 年 3 月 30 日予以口服克唑替尼 250mg Bid 进行治疗，治疗期间患者病情稳定，症状好转。患者治疗期间规律复查，疗效评价为 PR。2015 年 3 月 25 日复查胸部 CT 及脑部 MRI：肺部及脑部病灶较前增大且额叶新发病灶，出现疾病进展，遂停用克唑替尼。

四线治疗（靶向治疗）：

患者克唑替尼治疗后出现发颅内病灶进展，考虑一代 ALK TKI 耐药。当时国内尚无二代 ALK TKI 药物上市，遂根据 2015 年 3 月 30 日加入"LDK378"（塞瑞替尼）临床研究，口服塞瑞替尼，疗效评价为 PR，共服用 48 个月。2019 年 3 月 2 日小脑新发结节，考虑脑部进展，出组临床研究。

五线治疗（靶向治疗）：

患者服用塞瑞替尼 4 年后病情进展，根据 *NCCN*（2019 V3）指南推荐，口服洛拉替尼至今，期间影像学检查提示肺部病灶消失，颅脑病灶明显缩小。最佳疗效评价为 PR，PFS 未达到。截至 2022 年 6 月 19 日仍在口服洛拉替尼，总 OS=114 个月（9.5 年），患者目前 PS 评分为 0 分。

参考文献：

［1］Rusch, V. W. The IASLC lung cancer staging project: a proposal for a new international lymph node map in the forthcoming seventh edition of the TNM classification for lung cancer［J］. J Thorac Oncol, Off. Publ. Int. Assoc. Study Lung Cancer 4, 2009: 568–577.

［2］NCCN.The NCCN clinical practice guidelines in oncology(version 1.2012)［EB/OL］. Fort Washington：NCCN,2012.

治疗 7 个月后

★肺部肿瘤明显缩小，患者胸痛缓解，肌力及肢体功能恢复，能走路。

三线治疗
2013 年 5 月 20 日

★患者开始口服 Crizotinib 250mg Bid。

★两个月后，肺部肿瘤明显缩小，脑部病灶变化不大。疗效评价为 PR。

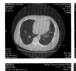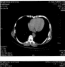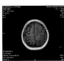
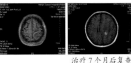

治疗 7 个月后复查

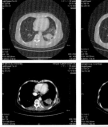
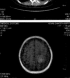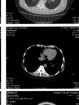

Crizotinib 治疗前　　Crizotinib 治疗两个月

三线治疗
2013 年 4 月 22 日

★来我科诊治，右下肢肌力Ⅲ级，重新肺穿刺活检病理示左肺腺癌。

★患者胸背部疼痛加重，复查 CT 示肺部肿块较前增大，胸腔积液增多，PS 评分为 2 分。

★基因检测（组织）：
①EGFR 基因 18、19、21、20 号外显子检测范围内均未见突变。
②检测范围内发现 EML4-ALK 融合基因。
③K-ras 基因第 12、13 密码子为野生型。
④B-raf 基因 exon15 第 1799 核苷酸为野生型。

二线治疗
2013 年 4 月 11 日

★在郑大二附院复查胸部 CT：①左肺肿块较前变化不大；②左胸腔积液较前增多。疗效评价为 PD。

二线治疗
2013 年 2 月 20 日至
2013 年 4 月 10 日

★吉非替尼 250mg qd po。

一线治疗
2013 年 2 月 19 日

★复查 CT：胸腔积液较前增多。疗效评价：PD。

一线治疗
2012 年 12 月 21 日至
2013 年 2 月 5 日

★在天津医科大学附属中医院行全脑照射 DT56Gy/30f + 左肺姑息性放疗 DT 56Gy/30f 同步"培美曲塞 500mg/m² + 顺铂 75mg/m²"两周期（Q3W），胸背部疼痛无减轻、右侧肢体偏瘫无改善。

2012 年 12 月

★因"胸背部疼痛伴右侧肢体偏瘫"在河南省中医院行 CT 检查：
①左肺不规则软组织肿块，考虑肿瘤；
②左胸腔少量积液；
③头部多发转移瘤。

★遂至天津医科大学中医院行肺穿刺活检病理显示左肺腺癌，EGFR 突变（-）。

★临床诊断：左肺腺癌并脑转移Ⅳ期。

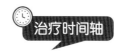
治疗时间轴

五线治疗
2022 年 3 月 21 日

★ 2019年3月2日复查MRI：脑部新发病灶，停用塞瑞替尼，口服洛拉替尼，疗效评价为PR，共用37个月。
★ 2019年3月2日小脑新发结节，考虑脑转移，出组临床研究。

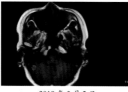

2019 年 3 月 2 日

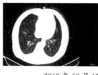 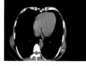

2019 年 10 月 12 日肺部病灶消失

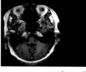 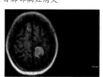

2019 年 10 月 12 日脑部病灶缩小

四线治疗
2015 年 3 月 30 日

★ 加入"LDK378"（塞瑞替尼）临床研究，口服塞瑞替尼，疗效评价为PR，共服用48个月。
★ 2015年3月25日克唑替尼治疗，肺部进展。

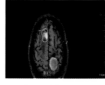

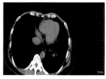

2015 年 3 月 25 日

克唑替尼治疗失败
2015 年 3 月 25 日

★ 复查胸部CT及脑部MRI示肺部、脑部病灶较前增大，且额叶新发病灶。停用克唑替尼，克唑替尼共服用23个月。
★ 2015年3月25日克唑替尼治疗，脑部进展。

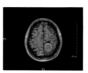 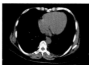

2014 年 12 月 4 日

克唑替尼治疗后

★ 胸痛缓解，能独立行走。
★ 不良反应：偶发视物重影，手足综合征。
★ 2014年12月4日CT及MRI较2013年11月12日变化不大。

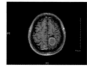 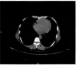

2013 年 11 月 12 日

生命以痛吻我　我却报之以歌

专家点评

云姐这个病例，其实从 *ALK* 突变的流行病学来说，是非常典型的，无吸烟史、女性，年纪往往又是处在家庭顶梁柱的位置上。而这样的角色，在患病伊始，往往会对家庭带来巨大的打击。如何正确认识疾病，和家人、医生形成统一战线，正确面对疾病，我觉得云姐给我们带来了一个非常标准的治疗方案。

精准靶向，开启精准诊疗路

科技进步，通过基因检测，我们拥有了更多手段来对患者进行个体化的诊疗；通过靶向药物，我们拥有了更多可以让生命延续的机会。*ALK* 突变作为"钻石突变"，目前可供选择的药物也很多。云姐正是在进行克唑替尼治疗的同时，等到了后续药物的临床研究以及上市，等来了新的希望。这也体现了 *ALK* 突变这类疾病，个体化诊疗所带来的获益。

谨遵医嘱，共唱响生命之歌

长期随访、谨遵医嘱，这是客观的治疗模式。除了在药物的客观治疗上，精神上的支持也显得尤为重要。看到云姐在服用药物的同时，有来自家人的关怀、来自医生的支持，更有她自己"认命"但又不认命的态度，唱响了这首优美的生命之歌，悠长而深远。

浙江大学医学院附属第一医院　周建娅

学术论文

第三组：26 例 *ALK* 复杂融合（同时具有经典融合和非经典融合）的患者（Complex *ALK* fusions）。

不同 *ALK* 融合分组对克唑替尼的响应情况

本研究分析了上述三组患者的生存情况后发现，三组患者的 PFS 无显著差异，但携带 *ALK* 复杂融合患者的 OS 显著高于 *EML4-ALK* 经典融合组。并且在排除了后线 ALK–TKI 治疗等各种临床因素干扰后，携带 *ALK* 复杂融合的患者 OS 依然显著更优。

98 例患者中，63 例患者克唑替尼耐药后使用了二 / 三代 ALK-TKIs，包括阿来替尼、布加替尼、塞瑞替尼、恩沙替尼、洛拉替尼、复瑞替尼、阿帕替尼等，或同时联合化疗。结果显示，携带 *ALK* 复杂融合的患者对后线 ALK-TKIs 的预后相对更好，OS 获益更明显（$P = 0.025$）。

共突变对不同 *ALK* 融合亚型的预后的影响

本研究发现，*ALK* 融合阳性患者中最常见的共突变为 *TP53* 突变 / 缺失、*MYC* 扩增、*CCND1K* 扩增。在考虑了这些共突变的影响后，*ALK* 复杂融合依然能够显著地提示克唑替尼治疗的 OS 获益（P 值分别为 0.002 和 0.024）。*CCND1* 扩增可能是 OS 的危险因素（$P = 0.022$）。

揭开非经典 *ALK* 融合的面纱

对于非经典 *ALK* 融合，即罕见 *ALK* 融合亚型，临床最关心的问题是，罕见 *ALK* 融合突变能否形成具有功能的融合产物？最终产物又是什么？针对这些问题，本研究首先对比了 NGS 检测到的非经典 *ALK* 融合的 IHC/FISH 检测结果，大多数结果为阳性，阳性结果提示这些罕见融合亚型很可能在肿瘤中表达了融合产物。

部分患者进行了 RNA-seq 和 PCR 验证，其中一例患者携带特殊的 *ALK-ALK* 融合。DNA 层面提示该患者为罕见的 *ALK* 基因 1 号内含子与 19 号内含子融合，但 RNA-seq 检测发现 *EML4* 基因 1-6 号外显子和 *ALK* 基因 20-29 号外显子的 mRNA 表达水平显著高于基因未融合区域，这样的结果让人不禁疑惑是不是 DNA 层面的检测未能检测到 *EML4-ALK* 融合？

通过 Sanger 测序和 RT-PCR 验证，谜底逐渐被揭开：*EML4* 的 6 号内含子

与 *ALK* 的 1 号内含子及 19 号内含子串联融合在一起，其中 *ALK* 的 1 号内含子在 mRNA 成熟过程中被剪切掉，最终形成了成熟的 *EML4-ALK* 融合（v3b 亚型）。类似情形也在其他罕见融合中被证实，如在 DNA 层面看到的 GALNT14-*ALK*、SETD2-*ALK* 等融合，实际的融合产物都是 *EML4-ALK*，而罕见融合伴侣可能只作为"中介"短暂地出现。

本研究系统性探索了不同 *ALK* 融合亚型与 ALK-TKIs 治疗疗效的相关性，并证明了同时携带 *EML4-ALK* 和其他 *ALK* 罕见融合的复杂情况下，患者接受 ALK-TKIs 治疗可以获得更好的预后。通过 NGS 全面基因组检测，可以全面了解患者突变图谱与耐药机制，指导患者的后续治疗方案。在实际融合产物的探索上，NGS 又与传统基因融合检测方法相辅相成。NGS 可以高效地检出多种已知或未知的融合伴侣，并提供断裂位点信息，与其他层面的分子信息一同为患者提供最佳的临床疗效提示。

（来源 / 世和基因公众号）

HIP1-*ALK*（H21：A20）有更好的预后结局。

在 11 例患者中，8 例患者在 ALK-TKIs 治疗前进行基因检测，4 例患者在 ALK-TKIs 治疗失败后进行二次活检。研究发现，*TP53* 为 HIP1-*ALK* 最常见的共突变基因，2 例经克唑替尼治疗失败后存在获得性耐药突变 L1152V/Q1146K 和 L1196M。在 L1152V/Q1146K 获得性耐药患者中，布加替尼（Brigatinib）展现出一定的临床疗效，可能因其具有更强的亲和力。虽然克唑替尼展现出对 HIP1-*ALK* 有更好的疗效，AKAP9-BRAF 融合、*ALK* 复合突变（L1152V/Q1146K）和 *ALK* L1196M 突变可能与其耐药有关，需要更大规模的临床研究来探索 HIP1-*ALK* 融合 NSCLC。

基于 NGS 的 RNA+DNA 测序明确 *ALK* 融合异质性，非 *EML4-ALK* 融合突变值得临床关注

杨衿记教授介绍，*ALK* 基因融合阳性患者在 NSCLC 中占 5% ~ 7%，既往应用免疫组化或 FISH 检测。随着 NGS 技术在临床的应用，我们发现除 *EML4* 之外还存在很多其他的融合伴侣，需要关注非 *EML4-ALK* 融合患者的临床病理特征以及不同 *ALK* 治疗的疗效。既往关于此类患者都是个案报道，不能代表整个亚组的全貌。不同融合伴侣可能有其独特的分子分型、疗效、预后，因此催生出这项全国多中心的回顾性研究。尽管入组病例仅 11 例，但从精益求精的角度出发，为这部分患者带来获益也是开展本研究的初衷。研究的亮点包括三个，首先以精准检测出发，才能发现更多非 *EML4* 的融合伴侣，为精准治疗及预后打下基础；第二，尽管入组病例较少，但仍然是全国多中心的研究。对于罕见驱动基因突变的研究，需要联合多家医疗机构才能提高研究的水平和可信度；第三，多数入组患者应用克唑替尼之后的疗效优于整体 *ALK* 阳性患者，可进一步探索这部分患者"1+2""1+3"的治疗模式。

许春伟教授指出，2007 年日本学者首次发现间变性淋巴瘤激酶（*ALK*）基因与棘皮动物微管相关蛋白样 -4（*EML4*）基因融合，为晚期 NSCLC 的治疗提供了新的选择和方向。*ALK* 基因融合常见于年轻、不吸烟 / 轻度吸烟、其他致癌基因驱动突变缺乏的肺腺癌（尤其是印戒细胞癌）患者。目前 *ALK* 融合突变检测方法包括免疫组织化学（IHC）、荧光原位杂交（FISH）、RT-PCR、NGS。*ALK* 融合疗效不吻合的问题主要是在 NGS 大幅度普及的前提下发现的。NGS 包括基于 DNA

技术的 NGS 和基于 RNA 技术的 NGS，其中 DNA 技术主要针对突变，只能检测常见融合伙伴，对于少见融合伙伴存在假阳性或内含子区只能检测范围，无法精准检测出融合伙伴。因此，NGS 相较于之前的 IHC、FISH 以及 RT-PCR 等传统检测靶向与疗效吻合度两极分化严重，一部分假阳性患者的疗效差拉低了整体数值。

在该研究领域，J Thorac Oncol 杂志发表过两篇改变临床实践的文章，一篇是湖南省肿瘤医院杨农教授和张永昌教授团队在 DNA NGS 水平发现非相互 / 相互 ALK 易位型融合患者用 TKI 的疗效要明显差于单独 ALK 融合，另一篇是长三角肺癌博士研究团队联合香港中文大学郑宗立教授在 RNA NGS 水平揭示了 RNA 剪切异质性可影响 ALK 患者靶向治疗的疗效。该研究运用恒特基因 PANO-Seq® 的"一管双检"RNA 和 DNA 深度测序方法，发现有近一半的 ALK 融合阳性的肺癌具有混合 RNA 剪切异构体。出现如此高的比例可能的原因是 PANO-Seq® 能全面捕获基因组、表观遗传和 RNA 剪接多层面异质性的能力，以及基于单端开放的技术优势的结果。另外，PANO-Seq® 具有高富集效率和使用近外显子与内含子边界的 PCR 引物，即使在 FFPE 组织中的 mRNA 被高度降解时也具有高检测灵敏度。此外，恒特基因的生物信息学解决方案可以全面绘制隐性外显子剪接图，这也有助于在研究患者中捕捉到高频率的融合异质性。

关于 RNA+DNA 的测序方法，我们长三角肺癌博士研究团队于 2020 年初在 Clin Chem 上发表了基于 NGS 技术的 RNA+DNA 测序，首次结合 DNA 技术检测突变的优势和 RNA 技术检测融合的优势应用于大样本临床检测，在基于杂交捕获技术方法泛阴性样本中仍可检出 12% ~ 16% 的可用靶点，特别是漏检的 NRG1 融合，NTRK 融合、MET 融合、EGFR 融合等罕见融合靶点。基于上述研究，目前市场上多采用基于 AMP（Anchored multiplex PCR，锚定多重 PCR）技术或基于 AMP 技术的改进版 -PANO-Seq®。

L1152V/Q1146K 突变患者应用一代 TKI 获益增加

杨衿记教授指出，由于时间和精力的关系，之前并未开展体外及体内的实验。他们借助一些技术平台制作蛋白质结构模拟图，说明 ATP 酶的结合位点、距离、相对敏感和相对耐药，从这个角度来说明其有效性。L1152V/Q1146K 突变一线应用 TKI 后的中位 PFS 延长将近 9 个月，可能耐药之后应用二代或三代药物的疗效也很好。

基因在转化后显著上调，然而与淋巴细胞活化和 NF-kB 信号相关的基因则下调。丰富了与同源重组、错配修复和 Notch 信号通路相关的特征，这些特征也在癌症基因组图谱队列中得到了进一步验证。M2 型巨噬细胞在肺腺癌发生神经内分泌转化后，其肿瘤免疫微环境中具有更高的丰度。结论：*ALK* 重排的肺腺癌的神经内分泌转化机制可能与 *EGFR* 突变的肺腺癌不同。

（来源：JTO Clin Res Rep. 2022 年 5 月 11 日在线版）

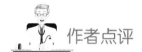 作者点评

间变性淋巴瘤激酶（*ALK*）是已被证实的非小细胞肺癌（NSCLC）分子靶点之一。对于晚期 *ALK* 融合阳性 NSCLC 患者，ALK-TKI 是首选的治疗方案，可以显著延长患者的生存。然而在靶向药的治疗过程中，肿瘤细胞不可避免会发生克隆演化并导致耐药。其中，神经内分泌（NE）转化是耐药原因之一。目前 NE 转化的研究主要集中于 *EGFR* 突变的肺腺癌，对于 *ALK* 融合阳性肺腺癌 NE 转化的机理目前仍然缺乏系统性研究。广东省人民医院、广东省肺癌研究所杨衿记教授（通讯作者）研究团队发表了一项研究，通过基因组和转录组学的分析，探究 1 例 *ALK* 融合阳性的肺腺癌治疗后转化为神经内分泌癌的分子机理，揭示了 ALK-TKI 耐药的潜在作用机制。

病例介绍

患者女性，58 岁，无吸烟史，于 2018 年 5 月被诊断为 IVB 期肺癌，伴有双肺、骨和肝转移。左侧锁骨上淋巴结活检（标本 T1）的病理结果提示腺癌，免疫组化（D5F3 克隆）提示为 ALK 蛋白阳性。NGS 基因测序显示为 *ALK* 与 SYNE1 非经典融合。患者一线接受克唑替尼治疗，疗效部分缓解（PR），无进展生存期（PFS）仅为 6 个月。进展后患者接受了肺部活检（标本 T2），检测到原有 *ALK* 融合，但没有检测到克唑替尼耐药突变。患者继续使用克唑替尼，但 2 个月后出现头晕、头痛的症状，MRI 显示出现脑转移。患者拒绝更换治疗方案，因此继续使用克唑替尼治疗。3 个月后患者再次出现疾病进展，行腰椎穿刺收集到脑脊液中没有发

现肿瘤细胞，NGS 液体活检发现 *ALK-SYNE1* 融合。由于该患者的心电图结果显示 QTcF 超过 470 毫秒，SAF-189s 的临床试验入组筛选失败，随后她接受了 SAF-189s 的同情给药治疗，PFS 接近 8 个月。肿瘤发生进展后，患者未进行再次活检，接受了阿来替尼治疗，疗效为疾病稳定（SD），持续约 5 个月。随后患者发生所有已知病灶进展，且肿瘤标志物 NSE 显著上升。患者再次接受了右侧锁骨上淋巴结活检（标本 T3），病理提示为小细胞肺癌（SCLC）和大细胞内分泌癌（占比分别为 30% 和 70%），免疫组化提示 ALK 阳性、PD-L1 阴性。T3 NGS 结果检出了原始的 *ALK* 融合，并检出了之前样本未检测出的新突变。患者随后接受卡铂 / 依托泊苷治疗，并继续使用阿来替尼，颅内和颅外病灶均部分缓解。8 个月后患者出现昏迷，MRI 提示严重颅内进展，脑脊液中检出可疑肿瘤细胞，脑脊液 NGS 检测结果为最初的 *ALK* 融合和新的基因突变。患者随后使用洛拉替尼治疗约 1 个月，但疾病迅速恶化，最终在检测到 NE 转化后的 11 个月后去世。

NE 转化前后的基因组分析

为了深入研究 NE 转化前后的基因变化，我们利用 WES 对 T1、T2 和 T3 样本进行测序。三个样本检测出共有突变，提示他们在克隆演化上是相关的。相对 T1 和 T3，T2 拥有的共有突变和拷贝数变异更少，可能为组织间的异质性所致。*RB1/TP53* 突变在转化前后均未检测到，T3 样本中检测到 *CDK4* 扩增、*CDKN2A* 缺失和 *CDKN2B* 缺失，提示 *CDK4* 可能是潜在的治疗靶点。此外，肿瘤新抗原负荷在 NE 转化后显著更高。克隆演化分析表明 *ALK-SYNE1* 融合在基线诊断时就存在，并持续存在于 NE 转化过程中；克隆演化过程中未出现获得性 *ALK* 耐药突变，但经 ALK-TKI 治疗后出现了 RHOA 和 RHPN2 突变的亚克隆。NE 转化后，活化诱导胞嘧啶核苷脱氨酶（AID）/ 催化多肽样载脂蛋白 B mRNA 编辑酶（APOBEC）的高突变特征未见明显变化，但错配修复相关突变特征显著增加。

NE 转化前后的转录组分析

我们通过 RNA 测序分析 T1 和 T3 基因表达谱的差异，结果表明相对 T1，T3 的 Notch 和 PI3K/AKT 信号通路的基因显著上调，而与淋巴细胞活化和 NF-kB 信号通路相关的基因显著下调。基因富集分析显示，与同源重组、MMR 和 Notch 信号通路相关的基因在 T3 中显著富集，这一结果也与 TCGA 数据库中的结果一致。

此外，T3 富集的生物学过程包括 DNA 复制、细胞周期和神经元投射发育，而 T1 相关的生物学过程主要包括适应性免疫反应、淋巴细胞活化和补体活化。由于差异表达基因和富集通路都与免疫应答相关，我们进一步使用 CIBERSORT 对转录组数据进行了免疫反褶积分析，结果发现 T1 有更高水平的 CD8 T 细胞浸润和 NK 细胞激活，而 T3 有更显著的 M2 巨噬细胞浸润，这一结果在 TCGA 数据库中得到进一步证实。这一结果也提示在 NE 转化过程中肿瘤免疫微环境由活跃向抑制转变。

讨论和启发

肺腺癌的 NE 转化是靶向治疗耐药的原因之一，在 *EGFR* 突变肺腺癌中有较多研究。针对 *EGFR* 突变肺腺癌 NE 转化的研究表明，*TP53* 和 *RB1* 的基因变异组合可能是 NE 转化的特征性分子标志之一。根据既往 *ALK* 融合阳性肺腺癌 NE 转化的案例报道，4 例接受 *TP53+RB1* 检测的患者中，仅有 1 例检出了 *TP53+RB1* 的基因变异组合。在本病例中，也没有检出 *TP53+RB1* 的基因变异，但出现了与 *RB1* 处于同一通路的细胞周期相关基因的变异，包括 *CDK4* 拷贝数扩增和 *CDKN2A/CDKN2B* 拷贝数缺失，提示 *CDK4* 有可能成为 NE 转化的潜在治疗靶点。此外在 *EGFR* 突变肺腺癌的 SCLC 转化中，AID/APOBEC 相关突变过度激活，本病例中并没有看见类似的情况，但出现了 MMR 相关的突变特征增加。在基因表达方面，NE 转化后，细胞周期和 DNA 修复基因的表达上调，而同源重组和 MMR 信号通路基因的上调与 SCLC 的高增殖能力一致。通常认为 Notch 通路的抑制是 SCLC 转化的先决条件，但本病例中转化后出现了 Notch 的显著激活，这可能是因为 Notch 信号在 SCLC 中既可抑制肿瘤又可促肿瘤，在转化过程中处于被抑制状态，在转化过程后期上调。此外，M2 巨噬细胞作为肿瘤相关巨噬细胞的免疫抑制亚型，转化后出现显著富集，说明转化后的肿瘤微环境呈免疫抑制状态。

本研究通过病例的基因组和转录组测序系统性探索 *ALK* 融合阳性肺腺癌的 NE 转化机制，并提示 *ALK* 融合阳性肺腺癌的 NE 转化机制可能与 *EGFR* 突变肺腺癌不同。

（来源 / 医脉通公众号）

Clinical outcomes of advanced non-small-cell lung cancer patients with *EGFR* mutation, *ALK* rearrangement and *EGFR/ALK* co-alterations

www.impactjournals.com/oncotarget/ Oncotarget, Vol. 7, No. 40

Research Paper

Clinical outcomes of advanced non-small-cell lung cancer patients with *EGFR* mutation, *ALK* rearrangement and *EGFR/ALK* co-alterations

Na-Na Lou[1,2,3,*], **Xu-Chao Zhang**[2,3,*], **Hua-Jun Chen**[2], **Qing Zhou**[2], **Li-Xu Yan**[4], **Zhi Xie**[3], **Jian Su**[3], **Zhi-Hong Chen**[3], **Hai-Yan Tu**[2], **Hong-Hong Yan**[2], **Zhen Wang**[2], **Chong-Rui Xu**[2], **Ben-Yuan Jiang**[2], **Bin-Chao Wang**[2], **Xiao-Yan Bai**[2], **Wen-Zhao Zhong**[2], **Yi-Long Wu**[1,2,3], **Jin-Ji Yang**[1,2]

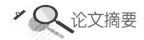 论文摘要

背景：表皮生长因子受体（*EGFR*）突变和间变性淋巴瘤激酶（*ALK*）重排的共同突变构成了非小细胞肺癌的罕见分子亚型。该研究评估了该亚型中对酪氨酸激酶抑制剂（TKIs）获得性耐药的临床结果和发生率。

方法：研究招募了 118 名接受 TKI 治疗的晚期非小细胞肺癌患者。*EGFR* 突变和 *ALK* 重排分别通过 DNA 测序和荧光原位杂交检测。免疫组化用于评估相关蛋白的活化。

结果：发现 9/10 的 *EGFR/ALK* 共突变的患者对一线 EGFR-TKI 有良好反应，对于 *EGFR/ALK* 共突变患者，EGFR-TKI 的 ORR 为 80%（8/10），对于 *EGFR* 突变的 EGFR-TKI 的 ORR 为 65.5%（55/84）（*P* = 0.57），中位无进展生存期（PFS）分别为 11.2 和 13.2 个月（*P* = 0.87）。对于 *EGFR/ALK* 共变异的患者，克唑替尼的 ORR 为 40%（2/5）对于 ALK 重排的患者 ORR 为

73.9%（17/23）（$P = 0.29$），中位 PFS 分别为 1.9 和 6.9 个月（$P = 0.08$）。*EGFR* 突变组、*ALK* 重排组和 *EGFR/ALK* 共同改变组的中位总生存期（OS）分别为 21.3、23.7 和 18.5 个月（$P = 0.06$），*ALK* 重排组与 *EGFR/ALK* 共突变的 OS 存在统计学显著差异（$P = 0.03$）。综上所述，一线 EGFR-TKI 可能是 *EGFR/ALK* 共突变晚期非小细胞肺癌的合理治疗，是否使用序贯克唑替尼应以 *ALK* 重排状态和磷酸化 EGFR 和 ALK 相对水平为指导。

（来源：Oncotarget. 2016 年 8 月 11 日在线版）

Heterogeneous responses and resistant mechanisms to crizotinib in *ALK*-positive advanced non-small cell lung cancer

Thoracic Cancer

Thoracic Cancer ISSN 1759-7706

ORIGINAL ARTICLE

Heterogeneous responses and resistant mechanisms to crizotinib in *ALK*-positive advanced non-small cell lung cancer

Jin Kang[1,2]*, Hua-Jun Chen[2]*, Xu-Chao Zhang[2], Jian Su[2], Qing Zhou[2], Hai-Yan Tu[2], Zhen Wang[2], Bin-Chao Wang[2], Wen-Zhao Zhong[2], Xue-Ning Yang[2], Zhi-Hong Chen[2], Yan Ding[3], Xue Wu[3], Mei Wang[4], Jian-Gang Fu[4], Zhenfan Yang[4], Xian Zhang[5], Yang W. Shao[3,6], Yi-Long Wu[2,7] & Jin-Ji Yang[1,2]

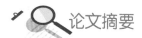 论文摘要

背景：ALK-TKIs 已被证明可有效治疗 *ALK* 阳性 NSCLC，尽管患者的反应和疾病进展过程各不相同。详细的潜在分子机制需要进一步研究以产生更好的预后。

方法：该研究纳入 42 例通过荧光原位杂交或免疫组织化学确认为 *ALK* 重排阳性的非小细胞肺癌患者的样本进行靶向 NGS 突变分析，这些患者在克唑替尼治疗后出现疾病进展。

结果：6 例患者（14%）未确认 *ALK* 重排，这些患者具有 NGS 确定的其他潜在致癌驱动因素，因此与 NGS *ALK* 阳性患者相比，这些患者对克唑替尼没有反应，OS 显著缩短。在 26 个治疗后样本中，有 8 个（31%）检测到 15 个 *ALK* 激活突变，其中 *ALK* L1196M 和 G1269A 是半数 *ALK* 激活突变

患者中检测到的最常见的获得性突变。对一名患者遗传进化的动态监测揭示了不同 ALK-TKI 治疗过程中耐药机制的空间和时间异质性。在没有 *ALK* 激活突变的患者中检测到 *ALK* 下游或旁路途径的激活，例如 *PIK3CA*、*MET* 和 *KRAS* 的基因改变。有趣的是，我们发现两名患者在 DNA 错配修复基因 *POLE* 中存在获得性突变，这导致肿瘤突变负荷显著增加，并可能导致对克唑替尼的反应不佳。

总之，异质耐药机制已被确定，与患者对克唑替尼的不同反应相关。需要全面和动态的突变分析来更好地预测临床结果。

（来源：Thoracic Cancer. 2018 年 5 月 24 日在线版）

Crizotinib in advanced non-small-cell lung cancer with concomitant *ALK* rearrangement and c-Met overexpression

Chen et al. BMC Cancer (2018) 18:1171
https://doi.org/10.1186/s12885-018-5078-y

BMC Cancer

RESEARCH ARTICLE   Open Access

Crizotinib in advanced non-small-cell lung cancer with concomitant *ALK* rearrangement and c-Met overexpression

Rui-Lian Chen[1†], Jun Zhao[2†], Xu-Chao Zhang[1†], Na-Na Lou[1,3], Hua-Jun Chen[1], Xue Yang[2], Jian Su[1], Zhi Xie[1], Qing Zhou[1], Hai-Yan Tu[1], Wen-Zhao Zhong[1], Hong-Hong Yan[1], Wei-Bang Guo[1], Yi-Long Wu[1*] and Jin-Ji Yang[1*]

论文摘要

目的：克唑替尼是 *MET* 与 *ALK* 的靶向药物，它被认为是一种多靶点酪氨酸激酶抑制剂。本研究旨在探讨克唑替尼治疗合并有 *ALK* 重排与 c–MET 过表达的共突变晚期非小细胞肺癌中的疗效。

方法：收集来自两个机构的的 4622 名晚期非小细胞肺癌患者（2011 年 1 月至 2016 年 12 月广东省肺癌研究所的 3762 名患者和 2015 年至 2016 年 12 月 Perking cancer 医院的 860 例病例），检测方法：IHC、RACE–coupled PCR 或 FISH。在 *ALK* 重排患者中通过 IHC 方法检测 c–MET 表达，超过 50% 的细胞具有高染色的被定义为 c–MET 过表达。探索克唑替尼在 *ALK* 重排中进行了伴有或没有 c–MET 过表达的患者的疗效。

结果：在 160 例 *ALK* 重排病例中，16 例患者被检测为 c-MET 过表达，发病率：10.0%（16/160）。共有 116 名 *ALK* 重排的患者接受了克唑替尼治疗。在伴有 c-MET 过表达的 *ALK* 重排患者中，接受克唑替尼治疗后的 ORR 率为 86.7%（13/15），无 c-MET 过表达，患者 ORR 59.4%（60/101），$P = 0.041$，表达组中的中位 PFS 显示出优势趋势（15.2 个月对 11.0 个月，$P = 0.263$）。*ALK* 重排伴有 c-MET 过表达组的患者中位总生存期有 33.5 个月，风险比为 3.2，显示出显著差异。

结论：晚期非小细胞肺癌人群中，c-MET 过表达与 *ALK* 重排共突变占少部分，在这些共变异的患者中，克唑替尼可能有良好疗效的趋势。

（来源：BMC Cancer. 2018, 18：1171）

学术论文

国际指南推荐的肺癌表皮生长因子受体基因突变和间变性淋巴瘤激酶基因重排检测及其临床进展

中华结核和呼吸杂志 2014 年 3 月第 37 卷第 3 期　Chin J Tuberc Respir Dis, March 2014, Vol. 37, No. 3　　　·167·

·专题笔谈·

国际指南推荐的肺癌表皮生长因子受体基因突变和间变性淋巴瘤激酶基因重排检测及其临床进展

周建英　周建娅

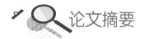 论文摘要

简介：随着对肺癌驱动基因的深入研究，特别是在肺腺癌中的进展，非小细胞肺癌（NSCLC）的治疗已进入到个体化靶向诊疗时代。目前临床可用的两大明确治疗靶点即表皮生长因子受体（*EGFR*）基因突变和间变性淋巴瘤激酶（*ALK*）基因重排，针对这两种基因变异型的酪氨酸激酶抑制剂（TKI）的上市，使得相应的阳性患者临床疗效得以明显提升。而 *EGFR* 野生型或 *ALK* 基因重排阴性患者从中获益有限。因此，临床和病理医生对肺癌患者的诊断已经不能满足于仅诊断为 NSCLC 或者小细胞肺癌，需要进一步细分组织病理类型，对含有或潜在含有腺癌成分的肺癌，有必要进一步明确其是否存在 *EGFR* 突变或（和）*ALK* 基因重排。

方法：2013 年 4 月，国际肺癌研究会（IASLC）、美国病理学会（CAP）和美国分子病理学（AMP）联合发表了对选择 EGFR-TKI 和 ALK-TKI 治疗

的肺癌患者的分子检测指南（以下简称指南）。该指南对肺癌的 *EGFR* 突变和 *ALK* 基因重排的分子检测做了基于循证医学基础上的推荐，浙江大学医学院附属第一医院呼吸科的周建英教授、周建娅教授在该指南的基础上，结合我国实际情况，浅谈肺癌的 *EGFR* 基因突变和 *ALK* 基因重排的分子病理检测人群、标本、时机、方法选择的临床实践及其进展。

结论：综上所述，如何尽量采用简便精准的方法，在合适的时间选用合适的组织，个体潜在的分子病理特征是推进肺癌个体化治疗的关键一步。*EGFR* 基因突变和 *ALK* 基因重排是经临床实践检验的肺癌驱动基因治疗靶点。今后临床和病理医生应紧密合作，不断优化临床检测流程，发挥其指导作用，做到"药尽其用"，减少盲目无效用药，真正进入肺癌个体化靶向治疗的新时代。

（来源：中华结核和呼吸杂志 . 2014 年 2 月第 37 卷第 3 期）

学术论文

Long-term Survival Associated with Crizotinib in a Lung Cancer Patient with a Pulmonary Artery Embolism

Correspondence

Long-term Survival Associated with Crizotinib in a Lung Cancer Patient with a Pulmonary Artery Embolism

Qian Shen, Xiao-Qi Dong, Jian-Ying Zhou

Department of Respiratory Diseases, The First Affiliated Hospital of College of Medicine, Zhejiang University, Hangzhou, Zhejiang 310003, China

论文摘要

简介：静脉血栓栓塞（VTE），包括深静脉血栓形成和肺栓塞，是癌症患者的常见并发症，恶性肿瘤患者发生 VTE 的风险是非癌症患者的 7 倍。

方法：浙江大学医学院附属第一医院的周建英教授、沈茜教授报告了一例伴有肺动脉栓塞的间变性淋巴瘤激酶（*ALK*）阳性肺癌患者使用克唑替尼后，获得长期生存的情况。

2014 年 9 月，一名 48 岁女性因胸闷持续 2 个月，至浙大一院诊断治疗。该患者无明显病史，除青霉素过敏外，没有特殊的家族遗传病史。胸部计算机断层扫描（CT）显示右上肺的软组织阴影，肺门和纵隔淋巴结肿大。此外，上腔静脉和右肺动脉均可见血栓形成。脑部磁共振成像（MRI）显示左额叶有异常信号，表明可能有转移。初步实验室检查显示：白细胞计数为 11×10^9/L；D- 二聚体：24360 微克 / 升。其他生物标记物正常。低分子肝素抗凝治疗（LMWH）给药（4100U i.h. q12h），并在肺穿刺活检前 12 小时停止抗凝治疗。病理诊断证实存在腺癌；免疫组化结果显示甲状腺转录因子 -1 和 Ki-67 均为阳性，p63 和野生型表皮生长因子受体（*EGFR*）均为阴性，而 *ALK* 与 ICH/VANTANA 呈阳性。故使用克唑替尼作为初始治疗（250mg p.o. bid），并结合低分子肝素抗凝治疗。

结果：治疗 2 个月后，CT 显示右肺动脉和上腔静脉的血栓明显减少。使用低分子肝素 3 个月后，凝血功能指数恢复正常，改用华法林（每天一次服用 3 毫克）。一年后，CT 血管造影显示右肺动脉和上腔静脉内的血栓已完全消失，病变比以前小。华法林治疗在一年半后停止，迄今未发生血栓相关事件。

患者一线克唑替尼治疗取得部分缓解（PR），颅内病灶更是已经消失。无进展生存期为 23 个月。2016 年 9 月，颅内转移进展，并接受伽马刀治疗。患者正在接受口服克唑替尼的巩固治疗，并在随访期间保持稳定（直到 2017 年 10 月 18 日）。

结论：与其他肿瘤类型的患者相比，肺癌患者发生 VTE 的风险特别高，预后较差。目前的文章表明，*KRAS* 基因突变与肿瘤相关血栓形成的病理生理学有关；Lee 等人认为 *EGFR* 突变和 *ALK* 重排与 VTE 的发生无关。治疗癌症相关血栓形成的首选方法是低分子肝素。使用克唑替尼的治疗对患者有效，并导致满意的生活质量和延长生存时间。

该病例表明，腺癌驱动基因的靶向治疗结合抗凝治疗可能是改善晚期肺癌伴血栓患者预后的方案之一。

（来源：Chinese Medical Journal. 2018 年 1 月 5 日发布）

✎ c-ROS 癌基因 1 融合阳性肺腺癌 54 例临床特征分析

·120·　　　　　中华结核和呼吸杂志 2020 年 2 月第 43 卷第 2 期　　Chin J Tubere Respir Dis, February 2020, Vol. 43, No. 2

·论著·

c-ROS癌基因1融合阳性肺腺癌54例临床特征分析

曹赫[1]　郑静[1]　赵菁[2]　郭雪晶[1]　周建娅[1]　丁伟[2]　周建英[1]

[1]浙江大学医学院附属第一医院呼吸与危重症医学科,杭州310003;[2]浙江大学医学院附属第一医院病理科,杭州310003

通信作者:周建娅,Email: zhoujy@zju.edu.cn

🔍 论文摘要

简介:c-ROS 癌基因 1(c-ros oncogene 1, *ROS1*)融合阳性肺癌是一种新的肺癌亚型,在非小细胞肺癌(non-small cell lungcancer, NSCLC)患者中阳性率仅为 1% ~ 2%,克唑替尼治疗可以延长此类患者的无进展生存时间,改善预后。明确 c-*ROS1* 融合是靶向治疗的前提,识别 *ROS1* 融合阳性的可能人群可以提高患者的检出率。

方法:浙江大学医学院附属第一医院呼吸科、病理科,联合开展了一项回顾性研究,回顾总结了 54 例 *ROS1* 融合肺腺癌患者的临床资料,旨在分析 *ROS1* 融合基因在肺腺癌中的分布状况及其与临床特征的相关性。

结果:结果 *ROS1* 融合阳性患者共 54 例,其中男 19 例,女 35 例。*ALK* 融合阳性患者共 73 例,男 28 例,女 45 例。*EGFR* 基因突变患者共 679 例,男 293 例,女 386 例。3 个基因突变均阴性的患者共 676 例。*ROS1* 融合阳性组平均发病年龄为（54±12）岁，小于 *EGFR* 基因突变组的（60±11）岁，差异有统计学意义（z=−3.982，*P* < 0.001），亦小于 3 个基因突变均阴性组的（62±10）岁，差异有统计学意义（z=−4.944，*P* < 0.001）；*ROS1* 融合阳性组女性患者比例（64.8%，35/54）显著高于 3 个基因突变均阴性的肺腺癌组（28.4%，192/676），差异有统计学意义（χ^2=30.94，*P* < 0.001）；*ROS1* 融合阳性组不吸烟患者比例（72.2%，39/54）显著高于 3 个基因突变均阴性肺腺癌组（38.0%，257/676），差异有统计学意义（χ^2=24.27，*P* < 0.001）；*ROS1* 融合和 *ALK* 融合阳性肺腺癌患者的性别、年龄、吸烟史均无统计学相关性，各型驱动基因突变腺癌亚型之间 TNM 分期无统计学差异。*ROS1* 融合阳性肺腺癌在胸部 CT 上以周围型肺癌表现为主（71.4%，20/28），多为实性密度影（75%，21/28），其中分叶状（75.0%，21/28）和细毛刺（57.1%，16/28）是 *ROS1* 融合阳性肺腺癌的常见征象。

结论：c-ROS 癌基因 1 融合在肺腺癌患者中发生率低，多见于年轻不吸烟女性患者，可以与 *EGFR* 基因突变共存。

（来源：中华结核和呼吸杂志 . 2020 年 2 月第 43 卷第 2 期）

Detection of non-reciprocal/reciprocal *ALK* translocation as poor predictive marker in first-line crizotinib-treated *ALK*-rearranged non-small cell lung cancer patients

ORIGINAL ARTICLE

IASLC

Detection of Nonreciprocal/Reciprocal *ALK* Translocation as Poor Predictive Marker in Patients With First-Line Crizotinib-Treated *ALK*-Rearranged NSCLC

Check for updates

Yongchang Zhang, MD,[a] Liang Zeng, MS,[a] Chunhua Zhou, MS,[a] Yizhi Li, MS,[a]
Lin Wu, MD,[b] Chen Xia, MS,[c] Wenjuan Jiang, MS,[a] Yijuan Hu, MS,[a] Dehua Liao, MS,[d]
Lili Xiao, MS,[a] Li Liu, MS,[a] Haiyan Yang, MD,[a] Yi Xiong, MS,[a] Rui Guan, MD,[a]
Analyn Lizaso, PhD,[e] Aaron S. Mansfield, MD,[f] Nong Yang, MD[a,*]

论文摘要

背景： 在非相互／相互易位过程中，5'-ALK 有时会保留在基因组中，并可通过新一代测序（NGS）检测到；然而，尚无报告研究其临床意义。我们的研究旨在评估携带 5'-ALK 对克唑替尼疗效的影响。

患者与方法： 湖南省肿瘤医院 2014 年 3 月至 2018 年 7 月共 150 例 NGS 鉴定的 ALK 重排 NSCLC 患者入组本研究。根据 5'-ALK 的保留，在 112 例患者中评价了克唑替尼作为一线治疗的疗效。

结果： 150 例 NSCLC 患者中，非相互／相互易位检出率为 18.7%（28/150），单纯 3'-ALK 融合检出率为 81.3%（122/150）。在接受克唑替尼一线治疗的 112 例患者中，89 例患者仅发生 3'-ALK 融合（79 例 EML4−ALK 和 10 例非 EML4−ALK），23 例患者发生非相互／相互 ALK 易位。在非相互／相互

ALK 易位的患者中，3 例患者同时存在双重 3'–*ALK* 融合。

ALK 非相互 / 相互易位患者的基线脑转移发生率高于仅 3'–*ALK* 融合患者（39.1%vs. 13.4%，P= 0.028）。克唑替尼治疗的非相互 / 相互 *ALK* 易位患者的 mPFS 显著短于单独携带 3'–*ALK* 融合（6.1m vs. 12.0m，P = 0.001）或单独 *EML4-ALK* 融合（6.1m vs. 12.6m，P = 0.001）的患者。多变量分析显示，*ALK* 非相互 / 相互易位是克唑替尼治疗的 *ALK* 重排 NSCLC PFS 较差的独立预测因素（P = 0.0046）。

结论：在接受克唑替尼一线治疗的 *ALK* 重排 NSCLC 患者中，非相互 / 相互 *ALK* 易位的存在预示着 PFS 更差和基线脑转移的可能性更大。

（来源：J THORAC ONCOL. 2020 年 2 月 26 日在线版）

Novel AMBRA1-*ALK* fusion identified by next-generation sequencing in advanced gallbladder cancer responds to crizotinib: a case report

Case Report

Novel AMBRA1-ALK fusion identified by next-generation sequencing in advanced gallbladder cancer responds to crizotinib: a case report

Yuling Zhou[1,2], Analyn Lizaso[3], Xinru Mao[3], Nong Yang[1], Yongchang Zhang[1]

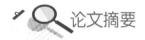 论文摘要

摘要：胆囊癌（GBC）是最具侵袭性的胆道恶性肿瘤，预后不良。在 GBC 中发现了几种可靶向的基因改变；然而，对靶向治疗的反应令人失望。我们报告了 1 例 58 岁中国女性 GBC 患者，该患者被检测到新的 *ALK* 基因组重排，并在一线化疗进展后接受克唑替尼治疗。患者被诊断为胆囊颈部腺癌 IV 期，接受奥沙利铂联合卡培他滨作为一线治疗。该化疗方案治疗 4 个周期后，患者开始出现梗阻性黄疸，并评价疾病进展。行胆管引流手术缓解梗阻性黄疸症状。转诊至我科后，提交她的存档组织样本进行二代测序（Burning Rock Biotech）和免疫组织化学检测，分别鉴定存在一种新的 *AMBRA1-ALK* 重排和 ALK 过表达。口服克唑替尼在两个治疗周期内达到部分缓解，持续 7 个月。*AMBRA1-ALK* 之前未在任何实体瘤中报告过，其对克唑替尼的敏感

性尚未得到充分表征。此外，在 GBC 中很少报告 *ALK* 改变。该病例表明，GBC 的一个子集可能由异常的 *ALK* 信号驱动，这可能作为 GBC 中 ALK 抑制剂治疗反应的生物标志物进行探索。此外，我们的病例报告为了解 GBC 的遗传异质性提供了增量步骤，并提供了新一代测序在探索可操作突变以扩大包括 GBC 在内的罕见实体瘤治疗选择中实用性的临床证据。

（来源：Annals of Translation Medicine. 2020 年 8 月 7 日在线版）

学术论文

Investigation on the survival implications of PD-L1 expression status in *ALK*-rearranged advanced non-small cell lung cancer treated with first-line crizotinib

Lung Cancer 167 (2022) 58–64

Contents lists available at ScienceDirect

Lung Cancer

journal homepage: www.elsevier.com/locate/lungcan

ELSEVIER

Investigation on the survival implications of PD-L1 expression status in *ALK*- rearranged advanced non-small cell lung cancer treated with first-line crizotinib

Yuling Zhou [a,c,1], Lianxi Song [a,c,1], Qinqin Xu [b,1], Liang Zeng [a], Wenjuan Jiang [a], Nong Yang [a,c], Yongchang Zhang [a,c,*]

 论文摘要

背景：程序性细胞死亡配体 1（PD-L1）表达与克唑替尼治疗的间变性淋巴瘤激酶（*ALK*）重排的非小细胞肺癌（NSCLC）患者无进展生存期（PFS）缩短相关。然而，*ALK* 重排 NSCLC 中 PD-L1 表达与总生存期（OS）之间的相关性仍不清楚。在本研究中，我们研究了基线 PD-L1 表达状态在克唑替尼治疗的 *ALK* 重排晚期 NSCLC 患者中的生存意义。

方法：2015 年 10 月 01 日至 2021 年 10 月 31 日期间，我们使用免疫组织化学 22C3 方法回顾性分析了接受克唑替尼一线治疗的 128 例 *ALK* 重排晚期肺腺癌患者组织样本的基线 PD-L1 表达水平。

结果：在分析的 128 例基线肿瘤标本中，大多数（76.6%，n = 98）PD-L1 低表达（肿瘤比例评分［TPS］< 50%），其中 58.6%（n = 75）< 1%，18.0%（n = 23）为 1% ~ 49%，其余 23.4%（n = 30）PD-L1 高表达水平（TPS ≥ 50%）。基线 PD-L1 高表达与检查的任何临床特征无关。克唑替尼组中基线 PD-L1（n = 30）表达水平高的患者的中位 PFS（6 vs 11 个月，$P = 0.011$）和 OS（17 vs 53 个月，$P = 0.023$）显著短于 PD-L1 水平低的患者（n = 98）。

结论：尽管接受克唑替尼治疗，但基线 PD-L1 表达水平高（TPS ≥ 50%）的 *ALK* 重排 NSCLC 患者子集的生存结局仍较差。我们的研究提出了研究替代治疗策略以改善该患者亚组生存结局的必要性。

（来源：Lung Cancer. 2020 年 6 月 6 日在线版）

学术论文

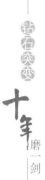

Distribution of *EML4-ALK* fusion variants and clinical outcomes in patients with resected non-small cell lung cancer

Distribution of *EML4-ALK* fusion variants and clinical outcomes in patients with resected non-small cell lung cancer

Hong Tao [a], Liang Shi [a], Aoxue Zhou [a], Hongxia Li [a], Fei Gai [b], Zhan Huang [b], Nanying Che [c,*], Zhe Liu [a,*]

[a] Department of Oncology, Beijing Chest Hospital, Capital Medical University, Beijing Tuberculosis and Thoracic Tumor Research Institute, Beijing, China
[b] Amoy Diagnostics Co., Ltd, Xiamen, China
[c] Department of Pathology, Beijing Key Laboratory for Drug Resistant Tuberculosis Research, Beijing Chest Hospital, Capital Medical University, Beijing Tuberculosis and Thoracic Tumor Research Institute, Beijing, China

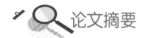

论文摘要

目的: 间变性淋巴瘤激酶（*ALK*）融合变异阳性可切除的非小细胞肺癌（NSCLC）的分子谱和预后尚不清楚。本研究旨在探讨在手术切除的 NSCLC 患者中，*ALK* 融合变异的分布及预后因素。

材料和方法: 经 93 例经免疫组化（IHC）或实时聚合酶链反应（RT-PCR）发现的 *ALK* 阳性手术患者中，63 例经下一代测序（NGS）确认为 *ALK* 重排，其中Ⅰ–Ⅲ期 55 例，Ⅳ期 8 例。回顾性收集患者病历资料，分析融合变异体亚型的分布和预后因素。

结果: 55 例早期肺癌患者组织学类型均为腺癌。除 *EML4-ALK* 融合外，未发现其他融合类型。*EML4-ALK* V1 亚型（E13：A20；25/55，45.5%）为主要变异类型，其次是 *EML4-ALK* V3 亚型（E6：A20；19/55，34.5%）和 V2

亚型（E20：A20；8/55，14.5%）。在 22 例患者（22/55，40.0%）检测出伴随突变，涉及 12 种突变基因的 32 种共突变。*TP53* 突变在伴随突变中最为常见（13/32，40.6%）。*TP53* 突变在 V1 亚型的发生频率（3/25，12.0%）低于非 V1 亚型组（10/30，33.3%，$P = 0.064$）。55 例患者的中位无病生存期（DFS）为 22.1 个月，中位总生存期（OS）在分析时尚不成熟。多变量分析显示，T3 分期和 *EML4-ALK* V3 亚型是较短 DFS 的独立预后因素。伴随突变包括 *TP53* 突变均与预后无关。

结论：本研究阐明了在可切除的 NSCLC 患者中，*EML4-ALK* 融合变异体的分布和基因谱。更高的肿瘤大小分期和 *EML4-ALK* V3 亚型与更差的预后相关。此外，*TP53* 伴随突变在预后中的作用值得进一步研究。

（来源：Lung Cancer. 2020 年 9 月 24 日在线版）

Loss of 5' *ALK* leads to better response to crizotinib in sarcomas with *ALK* rearrangement

Journal of Clinical Oncology > List of Issues >
Volume 39, Issue 15 suppl >

ⓘ Article Tools

SARCOMA

Loss of 5'ALK leads to better response to crizotinib in sarcomas with ALK rearrangement.

📕 Check for updates

Bin Li, Yongbin Hu, Qiongzhi He, Jingchen Lu, Gengwen Huang, Sheng Xiao

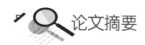 论文摘要

背景： 克唑替尼以 *ALK* 异常激活为靶点，然而 *ALK* 重排患者的临床反应不同。最近的一项研究表明，5'*ALK* 缺失的 NSCLC 患者对克唑替尼有良好的反应，无进展生存期（PFS）翻倍。我们询问 *ALK* 重排的肉瘤患者，在 5'*ALK* 损失和对克唑替尼的临床反应之间是否有类似的相关性。

方法： 组织病理学通过 H&E 染色和 IHC 进行诊断，包括抗 *ALK*（D5F3）。从 FFPE 中分离的 DNA 对材料进行了 NGS 检测针对 295 个基因，包括 *ALK*

重新整理结果：病例 1 是一种具有 *PLEKHH2-ALK* 重排的炎症性肌母细胞肿瘤，此前在非小细胞肺癌中报告，但在肉瘤中没有报告。病例 2 是一种未分化的肉瘤，具有 2 个 *ALK* 融合，*RANBP2-ALK* 和 *TMEM217-ALK*，两者都是包含完整酪氨酸激酶结构域的框架内融合。*TMEM217-ALK* 是一种新颖的融合。病例 3 是一种具有 *MYH9-ALK* 融合的平滑肌肉瘤，常见于 ALK 阳性大 B 细胞淋巴瘤，但在肉瘤中不常见。病例 4 为未分化肉瘤与 *EML4-ALK* 融合。4 例均为 ALK IHC 阳性，与 *ALK* 融合的表达一致蛋白质案例 1 和案例 2 损失了 5 分，而案例 3 和案例 4 保留了 5'*ALK*。所有情况接受了对克唑替尼治疗并有反应，具有卡尔诺夫斯基的性能状态（KPS）从治疗前的 30-60 分提高到 90-100 分使用克唑替尼治疗 3 个月后进行评分。而案例 3 第 4 号，都保留了 5'*ALK*，复发为 9.4m 和 6.1m，案例 1 和 2，都失去了 5'*ALK*，在 15m 和 27m 处保持无进展，只有一名患者的 II 级肝毒性可以控制副作用。

结论：本文报告了 4 种带有 *ALK* 重排的肉瘤，包括一种新型的融合 *TMEM217-ALK*。其中两例病例除了 3'*ALK* 重排外，还损失了 5'*ALK*，并且都对克唑替尼治疗的 PFS 要长得多。其潜在的机制值得进一步研究调查 4 例 ALK 纤维肉瘤重排及其对克唑替尼的反应。

（来源：Journal of Clinical Oncology. 2021 年 5 月 28 日在线版）